# SOY UN MÉDICO

*DR. DOUGLAS TENORIO*

# SOY
# UN MÉDICO

*Entre la moral y el deber profesional*

*PUBLICACIÓN INDEPENDIENTE*

*Propiedad del autor*

Prohibida la reproducción total o parcial de este libro sin la autorización escrita de su autor

Todos los derechos reservados

*Primera edición, en español*

Email del autor: literaturavidaplus@gmail.com

ISBN: 9798326554208
Venezuela, 2024

# ÍNDICE

INTRODUCCIÓN .................................................................................. 11

## PRIMERA PARTE

**LOS PRINCIPIOS ÉTICOS DE LA MEDICINA**.................................................. 23

    FUNDAMENTOS DE LA ATENCIÓN DE CALIDAD ........................................ 23

## SEGUNDA PARTE

**LA RESPONSABILIDAD EN EL EJERCICIO MÉDICO**........................................ 37

    CUMPLIMIENTO DE LAS NORMAS Y REGULACIONES MÉDICAS ..................... 38
    DOCUMENTACIÓN ADECUADA DE HISTORIAS CLÍNICAS ............................. 40
    RENDICIÓN DE CUENTAS Y RESPONSABILIDAD POR ERRORES ..................... 43
    MANTENIMIENTO DE LA COMPETENCIA Y LA EDUCACIÓN CONTINUA ........... 45

## TERCERA PARTE

**LA PERICIA EN LA PRÁCTICA MÉDICA**....................................................... 51

## CUARTA PARTE

**CUANDO UN MÉDICO HABLA** ................................................................. 61

    EL PODER DE LA PALABRA ................................................................. 61

## QUINTA PARTE

**CONSENTIMIENTO** ................................................................................ 71

    ELEMENTOS DEL CONSENTIMIENTO ..................................................... 72
    PROCESO DEL CONSENTIMIENTO ........................................................ 73
    IMPORTANCIA DEL CONSENTIMIENTO .................................................. 75

## SEXTA PARTE

**CONFIDENCIALIDAD** .................................................................. 81

    IMPORTANCIA DE LA CONFIDENCIALIDAD EN LA PRÁCTICA MÉDICA .................. 82
    SITUACIONES EN LAS QUE SE PUEDE REVELAR INFORMACIÓN ....................... 84
    CÓMO MANEJAR CONFLICTOS ÉTICOS RELACIONADOS CON LA CONFIDENCIALIDAD ........ 98

## SÉPTIMA PARTE

**VALORES FUNDAMENTALES EN LA MORAL MÉDICA** ................................. 103

    HUMANIDAD, PRIMER VALOR MORAL DE LA PRÁCTICA MÉDICA ..................... 103
    VALORES MORALES ................................................................ 106
    LAS INFLUENCIAS EXTERNAS EN LA MORAL MÉDICA ............................... 107

## OCTAVA PARTE

**EL CONFLICTO ENTRE EL DEBER Y LA MORAL** ..................................... 123

    CAUSAS DEL CONFLICTO ........................................................... 125
    ABORDANDO EL CONFLICTO ....................................................... 127
    EL DESAFÍO ÉTICO EN LA PRÁCTICA MÉDICA ...................................... 128
    DILEMAS ÉTICOS EN LA PRÁCTICA MÉDICA ........................................ 129

## NOVENA PARTE

**ACTITUD ÉTICA FRENTE A DISTINTOS PACIENTES** ................................. 135

    ACTITUD ÉTICA FRENTE A UN PACIENTE CON ITS .................................. 139
    ACTITUD ÉTICA FRENTE AL PACIENTE EN SITUACIÓN DE CALLE ..................... 150
    ACTITUD ÉTICA FRENTE AL PACIENTE CON CÁNCER ................................ 161
    ACTITUD ÉTICA FRENTE AL PACIENTE CON ENFERMEDAD TERMINAL ................. 169
    OTROS CASOS ..................................................................... 178

## DÉCIMA PARTE

**APOYO Y RECURSOS PARA MÉDICOS** ............................................... 183

    SERVICIOS DE ASESORAMIENTO ÉTICO ............................................. 183
    COMITÉS DE ÉTICA HOSPITALARIA ................................................ 184
    ORGANIZACIONES PROFESIONALES ................................................ 185

Casos de estudio ................................................................. 185

## UNDÉCIMA PARTE

**LA EVOLUCIÓN DE LA ÉTICA MÉDICA** ............................................... **195**

    Educación y formación ética ................................................ 197
    Religión ..................................................................... 200
    Cultura ...................................................................... 202
    Familia ...................................................................... 204
    Política ..................................................................... 206
    Economía y acceso a la atención médica ................................... 209
    Tecnología .................................................................. 211

## DUODÉCIMA PARTE

**EL BIENESTAR DEL MÉDICO** ......................................................... **217**

    La carga ética en la práctica médica ...................................... 218
    Impacto en la salud del médico ............................................ 219
    Recursos para el bienestar del médico ..................................... 220
    Consejos para el autocuidado del médico ................................... 222

**BIBLIOGRAFÍA** ...................................................................... **225**

# PRÓLOGO

Los médicos desempeñan múltiples roles en la atención de sus pacientes. Son guías de confianza, trazando mapas de atención personalizados para cada individuo. Son maestros, desentrañando los misterios de las enfermedades y empoderando a los pacientes con conocimiento. Son apoyos emocionales, brindando consuelo y comprensión en momentos de angustia. Son coordinadores de atención, asegurando una atención integral y eficaz. Son protectores de la ética, manteniendo la confidencialidad y tomando decisiones basadas en el bienestar del paciente. Y, por último, son eternos estudiantes, comprometidos con la actualización constante en su campo.

Esta obra se adentra en la relación médico-paciente, un epicentro de la ética médica donde convergen la confianza, el respeto, la empatía y la colaboración. La confidencialidad y la autonomía del paciente se erigen como pilares fundamentales de esta relación, al igual que los principios de beneficencia y no maleficencia, que guían la toma de decisiones médicas.

Mantener el equilibrio en esta relación no es tarea sencilla, ya que cada paciente es único en sus necesidades y expectativas. La comunicación efectiva, la empatía y la adaptabilidad se convierten en las herramientas esenciales para nutrir este vínculo vital.

Este libro aborda estos temas con el objetivo de arrojar luz sobre la ética en el ejercicio de la profesión médica y la relación médico-paciente, destacando su importancia en el cuidado de la salud y la promoción del bienestar. Al hacerlo, honramos la nobleza de la profesión médica y reconocemos la trascendencia de los médicos en la vida de sus pacientes.

Este libro es un homenaje a la ética médica, es un tributo a la relación médico-paciente y una celebración de la compasión y el compromiso que los médicos ofrecen en su labor diaria. A través de estas páginas, esperamos inspirar a los profesionales de la salud a seguir desempeñando sus múltiples roles con integridad, empatía y dedicación y a los pacientes a confiar en que su médico será siempre un faro de conocimiento y compasión en su travesía hacia la salud.

El autor.

# INTRODUCCIÓN

La profesión médica es una de las disciplinas más nobles y cruciales en la sociedad, ya que implica el cuidado de la salud y el bienestar de las personas. Para garantizar un ejercicio responsable y efectivo de esta profesión, es fundamental que los médicos se adhieran a un conjunto de principios éticos sólidos que guíen sus acciones y decisiones en todo momento. Estos principios éticos son fundamentales para mantener la confianza del paciente, preservar la integridad del sistema de salud y asegurar que la atención médica se brinde de manera justa y equitativa. En este trabajo, exploraremos los aspectos éticos que rigen el ejercicio de la profesión médica, destacando la importancia de la confidencialidad, la autonomía del paciente, la beneficencia, la no maleficencia y la justicia, entre otros aspectos relevantes que tienen un impacto muy significativo en la vida de cada paciente atendido. Estos principios éticos son los cimientos sobre los cuales se construye la relación médico-paciente y se toman decisiones cruciales que afectan la vida y el bienestar de las personas. El respeto por estos principios es esencial para asegurar que la medicina cumpla su función primordial de curar, aliviar el sufrimiento y promover la salud de manera ética y moralmente responsable.

Aunque para los fines que se persiguen con este libro, no es relevante, tampoco es menos importante diferenciar dos conceptos que tienen una estrecha vinculación y se definen de manera distinta, pero ambos términos marcan el camino que debería orientar la vía más idónea para la actuación médica; son la ética y la moral.

La ética y la moral son dos conceptos relacionados pero distintos que se utilizan para describir las normas y principios que guían el comportamiento humano en diferentes contextos. Aquí están las definiciones más importantes que se tienen de estos dos conceptos:

Ética:

- La ética se refiere al estudio y la reflexión sobre lo que se considera correcto o incorrecto, bueno o malo desde un punto de vista moral.

- Es un campo filosófico que se ocupa de analizar y desarrollar principios, valores y reglas que guían el comportamiento humano en la sociedad.

- La ética es un enfoque más amplio y abstracto que se centra en la fundamentación teórica y la reflexión crítica sobre cuestiones morales.

- Puede variar de una cultura a otra y a lo largo del tiempo, lo que significa que las normas éticas pueden ser subjetivas y cambiantes.

Moral:

- La moral se refiere a las normas y principios de comportamiento que una sociedad, grupo o individuo considera correctos.

- Es más concreta y práctica que la ética, ya que se ocupa de las reglas específicas que rigen la conducta de las personas en situaciones cotidianas.

- La moral a menudo se basa en valores, creencias religiosas, tradiciones culturales y normas sociales que influyen en la toma de decisiones éticas.

- Puede ser más rígida y prescriptiva, ya que se enfoca en lo que se considera aceptable o inaceptable en una determinada sociedad o grupo.

En resumen, la ética es el estudio filosófico de los principios y valores que sustentan la moral, mientras que la moral se refiere a las normas y reglas específicas que guían el comportamiento humano en contextos concretos. La ética proporciona el marco teórico para comprender y cuestionar la moral, y la moral se aplica en la práctica para tomar decisiones y actuar de acuerdo con las normas aceptadas en una sociedad o grupo particular.

El médico es un faro de conocimiento y compasión en la travesía de la salud de sus pacientes. Su papel trasciende las fronteras de la ciencia y abraza la humanidad en su forma más vulnerable. Es un artesano de diagnósticos precisos, capaz de descifrar los enigmas del cuerpo humano a través de la observación, la escucha y el análisis.

Como guía de confianza, el médico debe trazar un mapa de atención personalizado para cada paciente, considerando su historia clínica, síntomas y necesidades individuales. Este plan no solo debe contener tratamientos médicos, sino también consejos para cambios en el estilo de vida que promuevan la salud a largo plazo. Debe ser un orientador de la esperanza, ofreciendo soluciones y explicando los caminos disponibles para la recuperación.

El médico es también un maestro, un educador que desentraña los misterios de las enfermedades y los presenta de manera accesible y comprensible para sus pacientes. Debe empoderar a quienes cuida, brindándoles el conocimiento necesario para tomar decisiones informadas sobre su salud. La educación es la herramienta que les permite a los pacientes comprender su propia situación y participar activamente en su proceso de curación.

En momentos de angustia, el médico se convierte en un apoyo emocional. Debe ser un hombro en el que los pacientes puedan apoyarse, escuchando sus miedos y preocupaciones, ofreciendo consuelo y aliento. La empatía y la comprensión son esenciales, ya que la enfermedad puede ser una montaña rusa emocional y el médico es el anclaje en tiempos de tormenta.

Además, el médico es un conductor de salud, coordinando la atención cuando varios profesionales de la salud están involucrados en el cuidado de un paciente. Esta armonía garantiza que no haya contradicciones en los tratamientos y que el paciente reciba la atención más completa y efectiva posible.

El médico lleva consigo la ética como un escudo invulnerable, protegiendo la confidencialidad de sus pacientes y tomando decisiones basadas en el bienestar de estos. Su integridad es su mayor activo, y su deber es actuar siempre en beneficio de aquellos a quienes sirve.

El médico es un aprendiz perpetuo, comprometido con la actualización constante en su campo. La medicina avanza sin cesar, y el médico debe seguir el ritmo de los nuevos conocimientos y tecnologías para ofrecer la mejor atención posible.

El papel crucial del médico en la vida de los pacientes es el de un sanador, un guía, un maestro, un apoyo emocional, un coordinador de la atención, un protector de la ética y un eterno estudiante. Es un faro que ilumina el camino hacia la salud y la recuperación y su influencia es profunda y duradera en la vida de quienes atiende.

En otras palabras, el papel del médico en la vida de los pacientes es multifacético y se basa en una relación de confianza y cuidado centrado en el bienestar del individuo. Este papel debería desempeñarse de la manera siguiente:

1. Profesionalismo y competencia: el médico debe poseer un alto nivel de conocimiento y habilidad en su campo. Debe estar actualizado en los avances médicos y tener la experiencia necesaria para diagnosticar y tratar enfermedades con precisión.

2. Empatía y escucha: el médico debe escuchar activamente a los pacientes, mostrando empatía y comprensión hacia sus preocupaciones y necesidades. Esta cualidad es esencial para establecer una relación de confianza y para que el paciente se sienta valorado.

3. Diagnóstico y tratamiento precisos: la capacidad de diagnosticar con precisión las enfermedades y proporcionar tratamientos efectivos es uno de los roles más críticos del médico. Esto implica realizar exámenes adecuados, interpretar resultados y diseñar planes de tratamiento individualizados.

4. Comunicación clara: el médico debe comunicarse de manera clara y comprensible. Debe explicar el diagnóstico, el

plan de tratamiento y las opciones disponibles de manera que el paciente pueda tomar decisiones informadas sobre su atención médica.

5. Educación y prevención: además de tratar enfermedades, el médico debe educar al paciente sobre la prevención de enfermedades y promoción de la salud. Esto incluye brindar información sobre el estilo de vida saludable, la nutrición, el ejercicio y la importancia de las revisiones médicas regulares.

6. Apoyo emocional: en situaciones de enfermedad, el médico debe proporcionar apoyo emocional. Esto puede incluir el manejo de la ansiedad, la depresión y el estrés relacionados con la enfermedad, así como brindar orientación sobre recursos de apoyo adicionales.

7. Coordinación de la atención: en un entorno médico complejo, el médico debe coordinar la atención del paciente, especialmente cuando se requiere la colaboración de varios especialistas. Esto garantiza una atención integral y evita duplicaciones innecesarias de pruebas o tratamientos.

8. Ética y confidencialidad: el médico debe mantener altos estándares éticos y proteger la confidencialidad de la información del paciente. El respeto por la privacidad y los derechos del paciente son fundamentales.

9. Actualización constante: Dado que la medicina está en constante evolución, el médico debe comprometerse con la formación continua y la actualización de sus conocimientos para brindar la mejor atención posible.

10. Promoción de la autonomía del paciente: el médico debe respetar la autonomía del paciente y fomentar su participación activa en las decisiones relacionadas con su

salud. Esto implica respetar las preferencias del paciente y tener en cuenta sus valores y creencias personales.

El médico debe ser un cuidador compasivo, un experto en salud, un educador, un apoyo emocional y un defensor de la salud y el bienestar del paciente. La relación médico-paciente es una colaboración vital para el cuidado de la salud y un médico que desempeña estos roles de manera efectiva puede marcar una diferencia significativa en la vida de quienes atiende.

La relación médico-paciente es el núcleo de la ética médica y una de las piedras angulares de la atención médica de calidad. Esta relación se basa en la confianza, el respeto y la colaboración entre el médico y el paciente y es esencial para brindar atención médica ética y efectiva.

La relación médico-paciente es, sin lugar a dudas, uno de los aspectos más trascendentales en el ámbito de la medicina. Se erige como el epicentro de la ética médica y la base sobre la cual se construye la atención médica de calidad. Es en esta relación donde convergen valores fundamentales como la confianza, el respeto, la empatía y la comunicación y se establece un equilibrio delicado entre la autoridad médica y la autonomía del paciente.

Desde tiempos inmemoriales, la figura del médico ha sido considerada como una de las más respetadas y veneradas en la sociedad. A lo largo de la historia, los médicos han asumido la responsabilidad de cuidar de la salud y el bienestar de las personas, lo que ha llevado a la creación de un vínculo de confianza única entre el profesional de la salud y el paciente. Esta relación se convierte en un refugio seguro donde el paciente se atreve a revelar sus síntomas más íntimos y vulnerables, confiando en que el médico utilizará su conocimiento y habilidades para proporcionar alivio y curación.

En el núcleo de esta relación, se encuentra el principio de la confidencialidad. La confianza del paciente en que su información médica será guardada con celo es fundamental para que el paciente se sienta seguro al compartir detalles personales, síntomas embarazosos o incluso miedos y preocupaciones. El médico, por su parte, debe ser un guardián de esta confidencialidad, un custodio de secretos médicos que solo se divulgarán con el consentimiento del paciente o en situaciones excepcionales previstas por la ley.

La autonomía del paciente es otro pilar central de esta relación. Cada paciente es un individuo con sus propias creencias, valores y preferencias. El médico tiene la responsabilidad de empoderar al paciente, proporcionándole información clara y completa sobre su salud y opciones de tratamiento. A través de una comunicación abierta y honesta, el paciente puede tomar decisiones informadas y activas sobre su atención médica, participando de manera activa en su proceso de curación. Esta colaboración entre médico y paciente es esencial para garantizar que el tratamiento sea adecuado y respete la autonomía del individuo.

La ética médica, basada en la relación médico-paciente, también se enfoca en los principios de beneficencia y no maleficencia. El médico busca el beneficio del paciente, tomando medidas para mejorar su salud y aliviar su sufrimiento. Al mismo tiempo, se compromete a no causar daño innecesario. Esta dualidad ética guía las decisiones médicas y asegura que cualquier intervención se realice con el objetivo principal de promover el bienestar del paciente.

La relación médico-paciente no solo involucra el aspecto técnico de la medicina, sino que también se extiende al apoyo emocional. La enfermedad y la vulnerabilidad que la acompaña pueden ser emocionalmente abrumadoras para los pacientes. En este contexto, el médico desempeña el papel de un confidente compasivo, brindando apoyo emocional y aliento. Esta conexión emocional puede ser tan curativa como cualquier medicamento.

Sin embargo, mantener el equilibrio en esta relación no es tarea sencilla. El médico debe lidiar con una diversidad de pacientes, cada uno con sus propias necesidades y expectativas. La comunicación efectiva se convierte en una herramienta vital en este sentido. Escuchar con empatía, adaptarse al estilo de comunicación del paciente y ser capaz de explicar conceptos médicos de manera accesible son habilidades esenciales para nutrir esta relación.

Quiere decir que, la relación médico-paciente es el pilar sobre el cual se construye la ética médica y la atención de calidad. Es un vínculo que se basa en la confianza, la autonomía, la beneficencia, la no maleficencia y la empatía. Esta relación, cuando se cultiva de manera adecuada, no solo mejora la atención médica, sino que también alivia el sufrimiento del paciente y lo empodera para tomar decisiones informadas sobre su salud. En última instancia, es una relación humanitaria en su forma más vulnerable y subraya la importancia de la ética y la compasión en la medicina.

# PRIMERA PARTE
## LOS PRINCIPIOS ÉTICOS DE LA MEDICINA

# LOS PRINCIPIOS ÉTICOS DE LA MEDICINA

## *FUNDAMENTOS DE LA ATENCIÓN DE CALIDAD*

La medicina es una disciplina noble y compleja que tiene un profundo impacto en la vida de las personas. A lo largo de la historia, se han desarrollado y consolidado principios éticos fundamentales que guían la práctica médica y aseguran que los médicos brinden una atención de calidad centrada en el bienestar del paciente. Estos principios éticos son el pilar sobre el cual se basa la medicina moderna y en este trabajo se explora detalladamente, los cuatro principios éticos principales: la autonomía, la beneficencia, la no maleficencia y la justicia.

Los cuatro principios éticos principales del ejercicio médico: la autonomía, la beneficencia, la no maleficencia y la justicia, fueron propuestos por primera vez en la literatura bioética en la década de 1970 por el filósofo y bioeticista estadounidense Tom L. Beauchamp y el médico James F. Childress en su influyente libro titulado "Principios de Ética Biomédica" ("Principles of Biomedical Ethics" en inglés), publicado en 1979.

Beauchamp y Childress desarrollaron estos principios como una guía ética para la toma de decisiones en el campo de la atención médica y la bioética. Estos principios se han convertido en una base sólida para la ética médica y la toma de decisiones éticas en la medicina y han sido ampliamente adoptados y debatidos en la comunidad médica y bioética en todo el mundo.

Desde entonces, estos principios se han convertido en una parte integral de la educación médica y la ética médica contemporánea y han influido en la formulación de códigos éticos y pautas para profesionales de la salud en muchas partes del mundo. Beauchamp y Childress contribuyeron significativamente al campo de la ética médica y la bioética con su trabajo, que sigue siendo una referencia importante en la discusión y la aplicación de principios éticos en la atención médica y la investigación biomédica.

**Autonomía. El derecho a la autodeterminación.**

El principio de autonomía reconoce la importancia de la libertad y la autodeterminación de los pacientes en la toma de decisiones sobre su atención médica. Implica que los pacientes tienen el derecho de tomar decisiones informadas y participar activamente en su atención médica. La autonomía es un principio fundamental que respalda la ética médica y se refleja en el consentimiento, donde los pacientes tienen la oportunidad de comprender los riesgos y beneficios de los tratamientos propuestos antes de dar su consentimiento.

La capacidad de tomar decisiones informadas es esencial para que los pacientes participen en su propio cuidado y tomen decisiones que se alineen con sus valores y creencias personales. Los médicos tienen la responsabilidad de proporcionar información completa y comprensible, explicar las opciones disponibles y respetar las decisiones de los pacientes, incluso si difieren de las recomendaciones médicas.

La autonomía también se extiende a la confidencialidad médica, donde los médicos están obligados a mantener en secreto la información médica del paciente a menos que se otorgue permiso para divulgarla. Esto garantiza que los pacientes se sientan seguros al compartir información personal con sus médicos y promueve una relación de confianza.

Dos ejemplos ilustran este principio ético:

-Un médico debe realizar una cirugía en un paciente para tratar una afección grave. Antes de la cirugía, el médico debe explicar al paciente en detalle la naturaleza de la intervención, los riesgos y beneficios involucrados, así como las alternativas disponibles. El paciente tiene derecho a recibir esta información de manera comprensible y completa. Luego, el paciente tiene la autonomía para decidir si desea someterse a la cirugía o buscar otras opciones de tratamiento. El médico debe respetar la decisión del paciente, incluso si va en contra de la recomendación médica, siempre que el paciente esté en pleno uso de sus facultades mentales y pueda dar su consentimiento de manera informada.

-Imagina que un médico está tratando a un paciente con una enfermedad crónica, como la diabetes. El médico debe discutir con el paciente las opciones de tratamiento disponibles, que pueden incluir cambios en la dieta, medicamentos y ejercicio físico. En este escenario, la autonomía del paciente se manifiesta al permitirle tomar decisiones informadas sobre su propio tratamiento. El médico debe proporcionar al paciente toda la información necesaria sobre las opciones de tratamiento, sus beneficios, riesgos y posibles efectos secundarios. Luego, el paciente tiene el derecho y la autonomía para decidir qué tratamiento prefiere seguir. Puede optar por seguir las recomendaciones del médico o elegir una opción diferente en función de sus valores personales, preferencias y estilo de vida.

La ética médica dicta que el médico debe respetar la autonomía del paciente y trabajar en colaboración con él para tomar decisiones de tratamiento compartidas. Esto asegura que el paciente tenga un papel activo en su atención médica y que sus decisiones sean respetadas y consideradas en el proceso de toma de decisiones médicas.

**Beneficencia. El deber de hacer el bien.**

La beneficencia es otro principio ético fundamental en la medicina que se refiere al deber de los médicos de hacer lo que es mejor para el paciente y promover su bienestar. Implica actuar en el mejor interés del paciente y tomar medidas para mejorar su salud y calidad de vida. La beneficencia es un principio que guía las decisiones médicas y se refleja en la selección de tratamientos que son más efectivos y que maximizan los beneficios para el paciente.

Para aplicar la beneficencia de manera efectiva, los médicos deben basar sus decisiones en la evidencia científica y en las mejores prácticas médicas. Esto garantiza que los tratamientos sean respaldados por la investigación y tengan una alta probabilidad de éxito. Además, la comunicación abierta y honesta con el paciente es esencial para asegurarse de que las decisiones médicas estén alineadas con los valores y las metas del paciente.

La beneficencia también se relaciona con el deber de prevenir daños innecesarios. Los médicos deben evaluar cuidadosamente los riesgos y los beneficios de cualquier intervención médica y tomar medidas para evitar cualquier daño no justificado al paciente.

A continuación, dos situaciones que pueden ilustrar el principio ético de la beneficencia:

-Un médico tiene un paciente que ha sido diagnosticado con cáncer de pulmón en etapa avanzada. El paciente tiene varias opciones de tratamiento disponibles, incluyendo cirugía, quimioterapia y radioterapia. El médico debe tomar una decisión basada en la evidencia médica y en el mejor interés del paciente. Si, después de una evaluación exhaustiva, el médico determina que la cirugía ofrece la mejor oportunidad de cura y menor riesgo de efectos secundarios graves, recomienda esa opción a pesar de que la cirugía puede ser invasiva y desafiante para el paciente. Esta recomendación se basa en el principio de beneficencia, ya que busca el mejor resultado para el paciente.

-Un paciente adolescente acude a la consulta de un médico y confía en él con información sobre un comportamiento de alto riesgo, como el abuso de drogas. El médico sabe que la divulgación de esta información podría tener graves consecuencias para la vida del paciente, como problemas legales o conflictos familiares. En este caso, el médico debe respetar la confidencialidad del paciente, siempre y cuando no exista un riesgo inminente para la vida del paciente o para otros. Al mantener la confidencialidad y trabajar con el paciente para abordar su problema de manera adecuada y proporcionar orientación y apoyo, el médico está actuando en beneficencia al promover el bienestar del paciente y ayudarlo a superar sus dificultades.

En ambos casos, la beneficencia guía las decisiones y acciones del médico para garantizar que se busque activamente el mejor interés del paciente y se promueva su salud y bienestar.

**No Maleficencia. El imperativo de no causar daño.**

El principio de no maleficencia se relaciona directamente con la ética de no causar daño a los pacientes. Los médicos tienen la responsabilidad ética de minimizar los riesgos y daños asociados con la atención médica y de evitar tratamientos que puedan causar más daño que beneficio. Este principio implica que la atención médica debe ser segura y eficaz y que los médicos deben tomar medidas para prevenir errores médicos y eventos adversos.

Una parte fundamental de la no maleficencia es la ética de la seguridad del paciente, que se enfoca en la prevención de errores médicos y la mejora de la calidad de la atención. Los médicos deben estar comprometidos con la mejora continua y la formación en seguridad del paciente para garantizar que la atención médica sea lo más segura posible.

La no maleficencia también se aplica al deber de no abandonar al paciente. Los médicos tienen la obligación ética de proporcionar atención continua y no abandonar al paciente sin una atención médica adecuada o sin hacer los arreglos necesarios para que el paciente reciba atención de otro profesional de la salud.

La no maleficencia es un principio ético fundamental en la práctica médica que implica no causar daño intencionadamente a los pacientes. A continuación, te presento dos ejemplos hipotéticos en los que la no maleficencia se aplica en situaciones médicas que no involucran cirugía:

-Un médico prescribe un medicamento a un paciente para tratar una afección médica. Antes de hacerlo, el médico realiza una revisión exhaustiva del historial médico del paciente, incluyendo alergias conocidas y otros medicamentos que está tomando actualmente. El médico elige cuidadosamente el medicamento y la dosis para minimizar cualquier riesgo de interacción negativa con otros medicamentos o alergias del paciente. Además, proporciona al paciente información detallada sobre los posibles efectos secundarios y cómo reconocer signos de problemas. Este enfoque asegura que se cumpla el principio de no maleficencia al minimizar el riesgo de daño al paciente a través de la prescripción responsable de medicamentos.

-Un oncólogo decide tratar a un paciente con cáncer utilizando radioterapia. Antes de comenzar el tratamiento, el médico realiza una planificación cuidadosa para asegurarse de que la dosis de radiación esté dirigida de manera precisa al tumor, minimizando la exposición a tejidos sanos circundantes. Además, el oncólogo monitorea de cerca al paciente durante el tratamiento para ajustar la dosis si es necesario y reducir al mínimo el daño a tejidos sanos. Este enfoque garantiza que se cumpla el principio de no maleficencia al buscar maximizar los beneficios terapéuticos mientras se minimiza el daño a tejidos no cancerosos.

En ambos ejemplos, los médicos aplican el principio de no maleficencia al tomar medidas deliberadas para evitar causar daño a los pacientes, ya sea a través de la selección adecuada de medicamentos o mediante la planificación y administración cuidadosa de tratamientos médicos.

**Justicia. Distribución equitativa de los recursos de salud.**

El principio de justicia se refiere a la distribución equitativa de los recursos de salud y el acceso justo a la atención médica. Implica que todos los pacientes deben recibir atención médica de manera justa y que no debe haber discriminación en función de la raza, el género, la orientación sexual, la religión u otros factores. La justicia también se relaciona con la distribución equitativa de los recursos limitados, como camas de hospital, órganos para trasplantes y acceso a tratamientos costosos.

La atención médica debe estar disponible y accesible para todos, independientemente de su situación económica o social. Los médicos tienen la responsabilidad de abogar por la equidad en la atención médica y de tomar decisiones justas en situaciones en las que los recursos son limitados.

El principio de justicia también se extiende a la investigación médica, donde los investigadores deben garantizar que los participantes en estudios clínicos sean tratados de manera justa y reciban una atención adecuada. Además, los médicos deben respetar la justicia distribuyendo equitativamente su tiempo y recursos entre los pacientes y evitando la preferencia de unos sobre otros.

A continuación, algunos ejemplos hipotéticos:

-Supongamos que hay escasez de órganos disponibles para trasplantes en un hospital. La justicia exige que el equipo médico seleccione a los pacientes de manera imparcial, basándose en criterios médicos y no discriminando por edad, género, raza o estatus socioeconómico. Los órganos deben asignarse de manera justa, asegurando que aquellos con mayores necesidades médicas reciban prioridad.

-En un escenario hipotético de escasez de recursos médicos, como camas de cuidados intensivos o ventiladores durante una pandemia, la justicia dicta que los médicos deben tomar decisiones difíciles de manera imparcial. Deben considerar factores médicos y de probabilidad de supervivencia, en lugar de discriminar a pacientes en función de su edad o afiliación política. Garantizar un acceso equitativo a los recursos es un componente clave de la justicia médica.

-Imagina que existe un nuevo tratamiento médico costoso y altamente efectivo para una enfermedad rara. La justicia médica requiere que los médicos y las instituciones de salud aborden la cuestión del acceso a este tratamiento de manera equitativa. Deben trabajar para encontrar formas de garantizar que los pacientes que lo necesitan, independientemente de su capacidad de pago, tengan la oportunidad de recibir el tratamiento. Esto podría implicar la negociación de precios, la búsqueda de programas de asistencia o la participación en ensayos clínicos.

Estos ejemplos ilustran cómo el principio ético de la justicia en el ejercicio médico se traduce en decisiones imparciales y equitativas en la asignación de recursos y tratamientos, independientemente de las diferencias individuales de los pacientes.

Los principios éticos de la medicina, incluyendo la autonomía, la beneficencia, la no maleficencia y la justicia, son los cimientos sobre los cuales se construye la atención médica de calidad. Estos principios guían la toma de decisiones médicas, aseguran que los pacientes sean tratados con respeto y dignidad y promueven una atención médica segura y eficaz.

La relación médico-paciente es el escenario donde estos principios éticos se aplican con mayor fuerza. Los médicos deben respetar la autonomía de los pacientes, actuar en su beneficencia, evitar dañar y asegurarse de que la atención médica sea justa y equitativa. A través de la práctica ética de estos principios, los médicos pueden brindar una atención médica que no sólo cure enfermedades, sino que también respete la humanidad y la dignidad de cada paciente. En última instancia, estos principios no solo definen la ética médica, sino que también definen la esencia misma de la medicina como una disciplina dedicada al bienestar de la humanidad.

# SEGUNDA PARTE

# LA RESPONSABILIDAD EN EL EJERCICIO MÉDICO

# LA RESPONSABILIDAD EN EL EJERCICIO MÉDICO

La responsabilidad en el ejercicio médico es un pilar fundamental que garantiza la calidad y seguridad de la atención médica. Los médicos tienen la encomienda ética y profesional de cuidar la salud y el bienestar de sus pacientes. Para cumplir con esta tarea, deben observar estrictamente las normas y regulaciones médicas, mantener una documentación adecuada de las historias clínicas, rendir cuentas por errores o malas prácticas y el mantenimiento de la competencia y la educación continua.

Los médicos no solo tienen la tarea de brindar atención médica de calidad, sino también de garantizar la seguridad y el bienestar de sus pacientes. La ética y la integridad en el ejercicio médico son la base de una atención médica confiable y efectiva.

El cumplimiento de las normas éticas es una parte esencial de la responsabilidad médica. Los códigos de ética médica, como el Juramento Hipocrático y otros códigos éticos profesionales, establecen los principios morales que los médicos deben seguir en su práctica. Estos principios incluyen la confidencialidad, la autonomía del paciente, la beneficencia, la no maleficencia y la justicia en la distribución de recursos de salud, tal como se ha señalado anteriormente.

## *CUMPLIMIENTO DE LAS NORMAS Y REGULACIONES MÉDICAS*

El cumplimiento de las normas y regulaciones médicas es esencial para garantizar una atención médica segura y efectiva. Los médicos están sujetos a un marco legal y ético que establece estándares de práctica y conducta profesional. Esto incluye la obligación de mantener la confidencialidad de la información del paciente, respetar su autonomía y proporcionar atención basada en la evidencia científica.

El cumplimiento de estas normas y regulaciones es fundamental para proteger los derechos de los pacientes y mantener la confianza en la profesión médica. Los médicos deben actualizarse constantemente sobre las pautas clínicas y éticas vigentes y deben estar dispuestos a adaptarse a los cambios en el campo de la medicina para brindar la mejor atención posible.

Los médicos están sujetos a regulaciones legales y normativas gubernamentales que varían según el país y la jurisdicción. Estas regulaciones pueden abordar cuestiones como la licencia médica, la prescripción de medicamentos controlados, la gestión de registros médicos y la práctica médica en general. El incumplimiento de estas regulaciones puede resultar en sanciones legales y la pérdida de la licencia médica.

Para garantizar una atención médica basada en la evidencia y de alta calidad, los médicos deben cumplir con pautas clínicas y protocolos de tratamiento establecidos por organizaciones médicas y de salud. Estas pautas están respaldadas por la investigación y la experiencia clínica y sirven como guía para la toma de decisiones médicas. Cumplir con estas pautas asegura que los pacientes reciban la atención más apropiada y efectiva.

## DOCUMENTACIÓN ADECUADA DE HISTORIAS CLÍNICAS

La documentación adecuada de historias clínicas es una responsabilidad crítica en la atención médica. Los registros médicos precisos y completos son esenciales para el seguimiento de la salud del paciente, la toma de decisiones clínicas y la continuidad del cuidado. Además, la documentación adecuada es crucial en la defensa legal del médico en caso de litigios.

Los médicos deben tomar notas detalladas de las evaluaciones, diagnósticos, tratamientos y conversaciones con los pacientes. Esto no solo garantiza un registro preciso de la atención, sino que también es esencial para la comunicación efectiva entre los miembros del equipo de atención médica. La falta de documentación adecuada puede tener graves consecuencias, tanto para el paciente como para el médico.

La importancia de la documentación adecuada radica en varios aspectos fundamentales:

1. Registro preciso y completo de la atención médica.

La documentación de historias clínicas implica registrar de manera precisa y completa todos los detalles relevantes de la atención médica proporcionada a un paciente. Esto incluye información sobre el historial médico del paciente, los síntomas presentados, los diagnósticos realizados, los tratamientos prescritos, los resultados de las pruebas, las conversaciones con el paciente y cualquier otro aspecto relevante de la atención. Un registro completo y preciso garantiza que se conserve un registro detallado de la atención médica proporcionada.

2. Comunicación efectiva entre profesionales de la salud.

La documentación adecuada facilita la comunicación efectiva entre diferentes profesionales de la salud que puedan estar involucrados en el cuidado del paciente. Cuando múltiples médicos, enfermeras, especialistas u otros proveedores de atención médica tienen acceso a registros precisos y actualizados, pueden tomar decisiones informadas y coordinar el cuidado de manera más eficiente. Esto es especialmente importante en entornos de atención médica multidisciplinarios.

3. Continuidad del cuidado.

La documentación adecuada es esencial para garantizar la continuidad del cuidado. Si un paciente necesita atención médica en múltiples momentos o en diferentes lugares, un registro completo de su historial médico y tratamiento anterior es esencial para proporcionar una atención continua y efectiva. Los nuevos médicos pueden revisar el historial del paciente y comprender su situación médica anterior.

4. Toma de decisiones clínicas.

Los médicos utilizan la información documentada en las historias clínicas para tomar decisiones clínicas informadas. Un registro preciso de los síntomas, los resultados de las pruebas y el progreso del paciente les permite realizar diagnósticos adecuados y elegir los tratamientos más apropiados. Esto es esencial para garantizar que los pacientes reciban la atención médica más efectiva y segura posible.

5. Gestión de responsabilidad y cumplimiento ético y legal.

La documentación adecuada también es fundamental para la gestión de la responsabilidad legal y ética. Los registros médicos pueden utilizarse como prueba en caso de disputas legales o reclamaciones de mala práctica médica. Un registro completo y preciso puede ayudar a proteger tanto al médico como al paciente en tales situaciones. Además, cumple con las obligaciones éticas y legales de los médicos de mantener registros precisos de la atención médica proporcionada.

6. Seguridad del paciente.

Una documentación adecuada contribuye a la seguridad del paciente al evitar errores médicos y malentendidos. Los médicos y otros profesionales de la salud pueden utilizar los registros para verificar la información crítica, como dosis de medicamentos, alergias y diagnósticos previos, antes de tomar decisiones clínicas. Esto ayuda a evitar errores que podrían poner en peligro la seguridad del paciente.

La documentación adecuada de historias clínicas es esencial en el ejercicio de la profesión médica. No solo contribuye a la calidad y seguridad de la atención médica, sino que también respalda la comunicación efectiva, la toma de decisiones clínicas informadas y el cumplimiento ético y legal. La documentación precisa y completa es una parte esencial de la atención médica de alta calidad y ayuda a garantizar que los pacientes reciban la atención que necesitan de manera segura y efectiva.

## RENDICIÓN DE CUENTAS Y RESPONSABILIDAD POR ERRORES

Si un médico comete un error médico o una mala práctica, tiene la responsabilidad ética y legal de reconocerlo y rendir cuentas por ello. Esto incluye disculparse ante el paciente afectado y tomar medidas para corregir el error. La rendición de cuentas es esencial para la transparencia, la mejora continua de la calidad y la preservación de la confianza del paciente.

El cumplimiento de las normas y regulaciones médicas es una parte fundamental de la responsabilidad médica. Los médicos deben seguir normas éticas, legales y profesionales para garantizar la seguridad y el bienestar de sus pacientes, mantener la integridad de la profesión médica y proporcionar atención médica de alta calidad basada en la evidencia. La responsabilidad médica no solo es un deber hacia los pacientes, sino también hacia la sociedad en su conjunto.

La rendición de cuentas es un principio ético y legal que exige que los médicos asuman la responsabilidad por sus acciones y admitan los errores cuando ocurran. Los errores médicos pueden tener consecuencias devastadoras para los pacientes y es esencial que los médicos reconozcan los errores, investiguen las causas subyacentes y tomen medidas para evitar que vuelvan a ocurrir.

La rendición de cuentas no solo implica aceptar la responsabilidad por errores, sino también reportarlos y colaborar en investigaciones internas y externas.

La rendición de cuentas y la responsabilidad por errores son mecanismos clave para identificar problemas y áreas de mejora en la atención médica. Cuando un error médico o una mala práctica ocurre, es importante que se informe, investigue y se tomen medidas para evitar que vuelva a ocurrir. Esto conduce a una mejora continua de la calidad y la seguridad de la atención médica, lo que beneficia a todos los pacientes.

La rendición de cuentas y la responsabilidad por errores están directamente relacionadas con la seguridad del paciente. Cuando los médicos asumen la responsabilidad por errores y malas prácticas, se reduce el riesgo de daño adicional al paciente. Además, al reportar y abordar los errores, se pueden identificar sistemas o procesos deficientes que podrían poner en peligro la seguridad de otros pacientes.

La confianza del paciente es fundamental en la relación médico-paciente. Cuando los médicos son transparentes y admiten los errores, demuestran integridad y honestidad. Los pacientes tienden a confiar más en los médicos que reconocen sus errores y toman medidas para enmendarlos. La falta de rendición de cuentas puede erosionar la confianza del paciente en la atención médica.

La responsabilidad por errores es una obligación ética y legal. Los médicos tienen la responsabilidad de actuar en el mejor interés de sus pacientes y esto incluye reconocer y abordar los errores que pueden afectar la salud de los pacientes. El incumplimiento de esta responsabilidad puede dar lugar a consecuencias legales y éticas significativas.

La identificación y el análisis de errores pasados son esenciales para prevenir errores futuros. Cuando se investiga un error o una mala práctica, se pueden identificar las causas subyacentes y se pueden implementar medidas correctivas para evitar la repetición de esos errores. Esta cultura de aprendizaje y mejora continua beneficia a todos los pacientes y al sistema de salud en su conjunto.

La rendición de cuentas y la responsabilidad por errores respaldan los principios éticos de la medicina, como la beneficencia y la no maleficencia. Los médicos deben actuar en beneficio de los pacientes y evitar causarles daño. Cuando se cometen errores, es fundamental tomar medidas para minimizar el daño y mejorar la atención futura.

La rendición de cuentas y la responsabilidad por errores son aspectos esenciales en el ejercicio de la profesión médica. Estos conceptos promueven la seguridad del paciente, la calidad de la atención médica y la confianza del paciente en los médicos. Además, respaldan los principios éticos y legales de la medicina y contribuyen a una atención médica más segura y efectiva para todos.

## MANTENIMIENTO DE LA COMPETENCIA Y LA EDUCACIÓN CONTINUA

Los médicos tienen la responsabilidad de mantener y mejorar su competencia profesional a lo largo de su carrera.

Esto implica la participación en programas de educación médica continua y la actualización constante sobre avances en la medicina y la atención médica. Mantenerse al día con los avances médicos y las mejores prácticas es esencial para proporcionar una atención de calidad y cumplir con las normas profesionales.

El mantenimiento de la competencia y la educación continua en el ejercicio de la profesión médica es de suma importancia y desempeña un papel crucial en la calidad y seguridad de la atención médica.

Los médicos tienen la responsabilidad ética y profesional de mantener y mejorar constantemente sus habilidades, conocimientos y prácticas a lo largo de su carrera.

Aquí se detallan las razones por las cuales esto es fundamental:

1. Evolución de la ciencia médica.

La ciencia médica y la tecnología médica avanzan constantemente. Nuevos tratamientos, procedimientos y terapias emergen regularmente y la comprensión de las enfermedades y sus tratamientos evoluciona. Para proporcionar la atención médica más actualizada y basada en la evidencia a los pacientes, los médicos deben mantenerse al día con estos avances. La educación continua les permite incorporar las últimas investigaciones y mejores prácticas en su práctica clínica.

2. Mejora de la calidad de la atención.

La educación continua está estrechamente vinculada con la mejora de la calidad de la atención médica. Los médicos que se someten a una formación constante están mejor preparados para tomar decisiones clínicas informadas, diagnosticar y tratar enfermedades de manera efectiva y abordar las necesidades cambiantes de los pacientes. Esto conduce a una atención más segura, precisa y eficiente.

3. Adaptación a cambios demográficos y epidemiológicos.

La demografía de la población y la epidemiología de las enfermedades pueden cambiar con el tiempo. Nuevas poblaciones envejecen, surgen enfermedades emergentes y cambian las tendencias de salud. Los médicos deben estar preparados para abordar estas dinámicas cambiantes y ajustar sus enfoques de atención médica en consecuencia. La educación continua les proporciona las herramientas para adaptarse a estos cambios.

4. Reducción de errores médicos.

El mantenimiento de la competencia y la educación continua también juegan un papel importante en la reducción de errores médicos. Los médicos que se mantienen actualizados están mejor equipados para evitar errores en la prescripción de medicamentos, diagnósticos incorrectos y malas prácticas médicas. La educación continua incluye la capacitación en la identificación y gestión de situaciones de alto riesgo.

5. Énfasis en la seguridad del paciente.

La seguridad del paciente es una preocupación primordial en la atención médica moderna. Los médicos deben conocer y seguir protocolos de seguridad, prácticas de higiene y prevención de infecciones y estar al tanto de las últimas directrices para la seguridad del paciente. La educación continua promueve la conciencia y el cumplimiento de estas prácticas.

6. Cumplimiento ético y legal.

Cumplir con las normativas éticas y legales es una parte esencial del ejercicio médico. La educación continua ayuda a los médicos a mantenerse al día con las leyes y regulaciones cambiantes en la atención médica, lo que garantiza el cumplimiento de las obligaciones éticas y legales hacia los pacientes y la sociedad.

7. Preservación de la confianza del paciente.

La educación continua también es importante para mantener la confianza de los pacientes. Los pacientes confían en que sus médicos están bien informados y actualizados en su campo. Cuando los médicos demuestran un compromiso con la educación continua, esto refuerza la confianza del paciente en la calidad de la atención que reciben.

El mantenimiento de la competencia y la educación continua son aspectos fundamentales en la práctica médica. Los médicos deben esforzarse por mantenerse actualizados y mejorar sus habilidades a lo largo de su carrera para proporcionar una atención de alta calidad, segura y basada en la evidencia. Esto no solo beneficia a los pacientes, sino que también contribuye a la integridad y el prestigio de la profesión médica en su conjunto.

# TERCERA PARTE

## LA PERICIA EN LA PRÁCTICA MÉDICA

# LA PERICIA EN LA PRÁCTICA MÉDICA

La medicina es una disciplina que requiere no sólo un alto nivel de conocimiento científico y técnico, sino también una profunda comprensión de la ética y la moral. Los médicos no sólo deben ser expertos en diagnóstico y tratamiento, sino que también deben enfrentar constantemente cuestiones éticas y morales en su práctica. Vamos a explorar la pericia en la práctica médica desde la perspectiva de la ética y la moral, destacando la importancia de equilibrar estos aspectos en la toma de decisiones médicas.

La pericia médica, se refiere a la capacidad, habilidad y competencia de un profesional de la salud para llevar a cabo su trabajo de manera efectiva y precisa. Esta pericia implica un profundo conocimiento y comprensión de la ciencia médica, así como la habilidad para aplicar este conocimiento en la evaluación, diagnóstico, tratamiento y atención de los pacientes. Además de la competencia técnica, la pericia médica también se relaciona con la capacidad de comunicarse adecuadamente con los pacientes, tomar decisiones clínicas y resolver problemas médicos complejos.

La ética médica es un pilar fundamental de la pericia en la medicina. Los médicos tienen el deber ético de actuar en beneficio de sus pacientes, evitando causar daño (principio de no maleficencia), respetando la autonomía del paciente y distribuyendo los recursos de manera justa. Por ejemplo, el consentimiento es un principio ético clave que asegura que los pacientes participen en decisiones sobre su atención médica.

Sin embargo, la ética médica no siempre es clara y puede surgir en situaciones de conflicto. Por ejemplo, en casos de eutanasia, donde el sufrimiento del paciente choca con el principio de no maleficencia, los médicos se enfrentan a dilemas éticos difíciles que requieren una reflexión profunda.

La moralidad en la medicina se refiere a los valores personales y creencias de los médicos que influyen en sus decisiones clínicas. Cada médico tiene sus propios valores morales que pueden entrar en conflicto con las expectativas éticas. Por ejemplo, un médico que tiene objeciones morales a la interrupción del embarazo puede enfrentar un conflicto cuando un paciente solicita un aborto.

Los dilemas morales en la toma de decisiones médicas pueden ser especialmente desafiantes cuando se trata de investigaciones médicas. Los médicos deben sopesar los beneficios científicos con los posibles riesgos para los pacientes y asegurarse de que cualquier investigación se realice de manera ética y respetuosa.

La pericia médica, la ética y la moral están intrincadamente entrelazadas en la práctica médica. La pericia contribuye a tomar decisiones éticas al aplicar el conocimiento científico de manera efectiva y al comprender las necesidades y valores de los pacientes. Al mismo tiempo, los médicos deben ser conscientes de sus propios valores morales y cómo estos pueden influir en sus decisiones.

Sin embargo, este equilibrio no es fácil de lograr. Los médicos expertos a menudo enfrentan dilemas éticos y morales que requieren un juicio cuidadoso y una consideración reflexiva. La responsabilidad del médico va más allá de la competencia técnica; también deben ser agentes morales que tomen decisiones informadas y éticas en el mejor interés de sus pacientes.

En la actualidad, la medicina enfrenta desafíos éticos y morales adicionales debido a los avances tecnológicos y la globalización de la atención médica. La integridad de la investigación médica y la protección de los derechos de los pacientes en un mundo cada vez más digitalizado son cuestiones éticas críticas. Además, la distribución equitativa de recursos médicos a nivel global plantea desafíos morales a medida que los médicos deben considerar cómo brindar atención a pacientes en todo el mundo.

La pericia en la práctica médica va más allá de la competencia técnica. Implica una profunda comprensión de la ética y la moral, así como la capacidad de equilibrar estos aspectos en la toma de decisiones médicas. Los médicos expertos son conscientes de sus deberes éticos y de sus propios valores morales y trabajan para garantizar que sus acciones estén en línea con los mejores intereses de sus pacientes. La medicina es una disciplina compleja que requiere tanto conocimiento científico como integridad ética y moral.

La importancia de la pericia médica en la moral y ética profesional es significativa y se puede entender desde varios ángulos:

1. Calidad de la atención. La pericia es fundamental para proporcionar atención médica de alta calidad. Un médico experto tiene la capacidad de realizar diagnósticos precisos y elegir los tratamientos más apropiados, lo que resulta en una mejor atención al paciente y en la prevención de errores médicos. La calidad de la atención es un componente clave de la ética médica, ya que los médicos tienen la obligación ética de brindar la mejor atención posible a sus pacientes.

2. Autonomía del paciente. La pericia médica está relacionada con la capacidad de los médicos para informar y empoderar a los pacientes en la toma de decisiones sobre su atención médica. Cuando los médicos tienen un alto nivel de competencia técnica, los pacientes pueden confiar en sus

recomendaciones y tomar decisiones informadas sobre su tratamiento. Esto respeta el principio ético de la autonomía del paciente, que implica que los pacientes deben tener la capacidad de tomar decisiones sobre su propia atención médica.

3. Evitar daño. La pericia médica también está vinculada al principio ético de "no maleficencia", que implica la obligación de los médicos de no causar daño a los pacientes. Los médicos expertos son menos propensos a cometer errores médicos que podrían perjudicar a los pacientes. La competencia técnica y el conocimiento profundo son esenciales para minimizar los riesgos y garantizar que los pacientes reciban atención segura y efectiva.

4. Responsabilidad y rendición de cuentas. La pericia médica también está relacionada con la responsabilidad ética y moral de los médicos. Los médicos tienen la responsabilidad de mantener y actualizar sus conocimientos y habilidades a lo largo de su carrera. Esto implica una formación continua y la participación en actividades de desarrollo profesional. Los médicos deben rendir cuentas de sus acciones y decisiones, lo que incluye la búsqueda constante de la excelencia profesional y la mejora continua.

5. Habilidades de comunicación y empatía.

Las habilidades de comunicación y empatía son fundamentales para brindar una atención médica de alta calidad y para abordar adecuadamente las necesidades de los pacientes.

A continuación, se explicará la importancia de estas habilidades en el contexto de la pericia médica:

a. Establecer una relación de confianza. La comunicación efectiva y la empatía son la base para establecer una relación de confianza entre el médico y el paciente. Cuando los pacientes se sienten escuchados, comprendidos y respetados, están más dispuestos a compartir información importante sobre su salud, incluyendo síntomas, historias clínicas pasadas y preocupaciones personales. Esto permite al médico tomar decisiones informadas y diseñar un plan de tratamiento adecuado.

b. Mejor comprensión de los síntomas. Una comunicación efectiva y la empatía ayudan al médico a comprender mejor los síntomas y las preocupaciones del paciente. Esto es esencial para realizar un diagnóstico preciso. Los pacientes pueden describir sus síntomas de maneras diversas y un médico que escucha atentamente y hace preguntas pertinentes puede obtener información crucial que de otro modo podría pasarse por alto.

c. Facilitar la toma de decisiones compartidas. La comunicación efectiva permite que los médicos expliquen claramente las opciones de tratamiento y los riesgos y beneficios asociados. La empatía ayuda a comprender las preferencias y valores del paciente. Juntos, estos elementos son esenciales para la toma de decisiones compartidas, donde el paciente y el médico colaboran para elegir el curso de acción más apropiado. Esta práctica respeta la autonomía del paciente y está en línea con los principios éticos de la medicina.

d. Mejora la satisfacción del paciente. Los pacientes suelen estar más satisfechos con su atención médica cuando sienten que el médico los trata con empatía y se comunica de manera efectiva. La satisfacción del paciente no solo es un indicador importante de calidad de atención, sino que también puede tener un impacto positivo en la adherencia al tratamiento y en los resultados de salud.

e. Reducción de la ansiedad y el estrés. La empatía y la comunicación efectiva pueden ayudar a reducir la ansiedad y el estrés en los pacientes. La enfermedad y los procedimientos médicos pueden ser emocionalmente abrumadores y un médico que demuestra comprensión y ofrece información clara puede brindar consuelo y apoyo emocional.

f. Prevención de malentendidos y errores médicos. La falta de comunicación o malentendidos entre el médico y el paciente puede llevar a errores médicos, diagnósticos erróneos y tratamientos inapropiados. Una comunicación efectiva y la empatía ayudan a evitar estas situaciones al garantizar que tanto el médico como el paciente tengan una comprensión precisa de la situación y de las expectativas mutuas.

Las habilidades de comunicación y empatía son esenciales en la pericia médica porque permiten una atención médica más efectiva, centrada en el paciente y en la ética. Estas habilidades no solo contribuyen a la calidad de la atención, sino que también fortalecen la relación médico-paciente y promueven una atención más holística y personalizada. La pericia médica va más allá del conocimiento técnico; también implica la capacidad de comunicarse de manera efectiva y mostrar empatía hacia los pacientes.

Definitivamente, la pericia médica es esencial en la práctica médica desde una perspectiva ética y moral. Los médicos deben ser competentes en su campo para garantizar la calidad de la atención, respetar la autonomía del paciente, evitar causar daños y cumplir con sus responsabilidades profesionales y éticas. La pericia es un pilar fundamental en la construcción de una relación de confianza entre el médico y el paciente y es esencial para mantener los más altos estándares de ética y moral en la práctica médica.

CUARTA
PARTE
## CUANDO UN MÉDICO HABLA

# CUANDO UN MÉDICO HABLA

## EL PODER DE LA PALABRA

Si alguien en el equipo de salud debe ser extremadamente cuidadoso de lo que sale de su boca cuando habla con un paciente es el médico. La comunicación con el paciente debe generar esperanza y sosiego y no ansiedad y perturbación. Las palabras y expresiones verbales de un médico tienen un impacto significativo en la salud y el bienestar de un paciente por varias razones:

1. Confianza y relación médico-paciente. La relación entre un médico y un paciente se basa en la confianza mutua. Cuando un médico comunica información de manera clara y comprensible, esto ayuda a fortalecer la confianza del paciente en el médico y en el plan de tratamiento. Una buena relación médico-paciente puede aumentar la adherencia del paciente al tratamiento y mejorar los resultados de salud.

2. Información y educación. Los médicos desempeñan un papel crucial en la educación de los pacientes sobre su salud y las opciones de tratamiento disponibles. Cuando un médico explica con claridad una enfermedad, sus causas y opciones de tratamiento, el paciente puede tomar decisiones sobre su atención médica. Esto empodera al paciente y lo hace más activo en su propio cuidado.

3. Reducción del estrés y la ansiedad. Las palabras de un médico pueden tener un efecto significativo en el nivel de estrés y ansiedad de un paciente. La comunicación compasiva y tranquilizadora puede ayudar a reducir la angustia emocional que a menudo acompaña a una enfermedad o diagnóstico médico. Por otro lado, una comunicación deficiente o insensible puede aumentar el estrés y la ansiedad del paciente.

4. Mejora de la adherencia al tratamiento. Cuando un médico explica claramente la importancia de seguir un plan de tratamiento y responde a las preguntas del paciente, es más probable que el paciente siga las recomendaciones médicas. La falta de comprensión o de comunicación adecuada puede llevar a la falta de adherencia al tratamiento, lo que puede empeorar la salud del paciente.

5. Empoderamiento del paciente. Las palabras de un médico pueden empoderar al paciente al alentar la participación activa en su atención médica. Cuando un médico escucha las preocupaciones del paciente, valora sus opiniones y trabaja en colaboración con el paciente para tomar decisiones, el paciente se siente más involucrado en su propia salud.

6. Afrontamiento y apoyo emocional. Los médicos también pueden proporcionar apoyo emocional al paciente a través de sus palabras y actitudes. Expresar empatía y comprensión puede ayudar al paciente a afrontar mejor la enfermedad y el tratamiento, lo que puede tener un impacto positivo en su calidad de vida.

Las palabras de un médico y las expresiones verbales en general, son poderosas y pueden influir significativamente en la experiencia, la salud y el bienestar de un paciente. Una comunicación efectiva, comprensiva y empática es esencial para garantizar que el paciente se sienta cuidado, informado y capaz de tomar decisiones que beneficien su salud.

Por otro lado, cuando un médico emplea palabras o expresiones verbales inapropiadas al comunicar condiciones graves o irreversibles de salud, incluyendo diagnósticos no confirmados de patologías terminales, puede provocar un efecto extremadamente perjudicial en la experiencia del paciente y su bienestar. Algunas situaciones desfavorables son:

1. Angustia emocional. Las palabras inadecuadas o insensibles pueden causar una angustia emocional significativa

en el paciente. Recibir noticias sobre una enfermedad grave o irreversible ya es emocionalmente difícil y una comunicación inapropiada puede intensificar el sufrimiento emocional del paciente, aumentando su ansiedad, miedo y estrés.

2. Desesperanza y depresión. Las palabras insensibles o pesimistas pueden hacer que el paciente se sienta desesperanzado y deprimido. Pueden llevar al paciente a creer que no hay esperanza de mejoría o que su situación es completamente desfavorable, lo que puede tener un impacto negativo en su calidad de vida y su disposición a seguir tratamientos.

3. Dificultad para tomar decisiones. Una comunicación inadecuada puede obstaculizar la capacidad del paciente para tomar decisiones informadas sobre su atención médica. Si el paciente no comprende completamente su condición o las opciones de tratamiento disponibles debido a la falta de claridad o empatía en la comunicación, es posible que tome decisiones basadas en la confusión o el miedo en lugar de la información precisa.

4. Relaciones médico-paciente deterioradas. Una comunicación inadecuada puede dañar la relación entre el médico y el paciente. La falta de empatía y sensibilidad puede hacer que el paciente pierda la confianza en su médico y sienta que no se le trata con respeto. Esto puede llevar a una pérdida de confianza en el equipo médico y reducir la cooperación del paciente.

5. Impacto en la calidad de vida. Las palabras insensibles pueden llevar al paciente a tomar decisiones precipitadas,

como la negativa a recibir tratamiento o cuidados paliativos adecuados. Esto puede tener un impacto directo en su calidad de vida y en su capacidad para aprovechar al máximo el tiempo que le queda.

6. Aislamiento y falta de apoyo. Una comunicación inadecuada puede hacer que el paciente se sienta aislado y sin apoyo. Si el paciente siente que su médico no se preocupa por su bienestar emocional y psicológico, es menos probable que busque el apoyo necesario de profesionales de la salud mental o de grupos de apoyo.

Lamentablemente estos eventos ocurren con mucha frecuencia en el ámbito médico y de salud y no muchos están conscientes de las repercusiones negativas que afectan la estabilidad física y emocional de los pacientes.

El uso de palabras o expresiones verbales inadecuadas por parte de un médico al comunicar condiciones graves o irreversibles de salud puede tener un impacto profundo en la salud emocional, mental y física del paciente. Es esencial que los médicos se comuniquen con empatía, claridad y sensibilidad en estas situaciones delicadas para ayudar a los pacientes a afrontar la noticia de manera más positiva y tomar decisiones sobre su atención médica. La comunicación compasiva es fundamental para brindar un cuidado integral y centrado en el paciente.

A continuación, se muestran tres ejemplos hipotéticos que ilustran cómo las palabras inadecuadas de un médico pueden afectar la experiencia de un paciente:

1. Falta de empatía. Supongamos que un paciente recibe el diagnóstico de cáncer avanzado y su médico le dice de manera abrupta y sin empatía: "Tienes cáncer, y es grave. No hay mucho que podamos hacer". La falta de compasión y la comunicación insensible pueden causar que el paciente se sienta desesperanzado, ansioso y abandonado. Incluso, este paciente puede pensar en el suicidio.

2. Errores en la comunicación. Imagina que un médico comunica incorrectamente a un paciente que tiene una enfermedad terminal, sin esperar los resultados de las pruebas de confirmación. El paciente entra en pánico y comienza a tomar decisiones importantes basadas en información no confirmada. Más tarde, se descubre que el diagnóstico original era incorrecto, pero el paciente ya ha experimentado un estrés innecesario y ha tomado decisiones precipitadas.

3. Estigmatización y culpa. En un tercer escenario, un médico utiliza un lenguaje estigmatizante al hablar sobre una enfermedad crónica, como el VIH. El paciente se siente avergonzado y culpable, lo que dificulta que busque el tratamiento y el apoyo necesarios. La falta de una comunicación respetuosa puede llevar a un retraso en la atención médica y un impacto negativo en la salud del paciente.

Estos ejemplos demuestran cómo las palabras y expresiones inadecuadas de un médico pueden tener un impacto profundo en la experiencia y el bienestar de un paciente, afectando su salud emocional, mental y física, así como su capacidad para tomar decisiones sobre su atención médica.

A continuación, se muestran dos ejemplos más de situaciones en las que las palabras inadecuadas de un médico pueden afectar la experiencia de un paciente:

1. Comunicación sin esperanza. Supongamos que un paciente está luchando contra una enfermedad crónica grave y su médico, en lugar de ofrecer apoyo y opciones de tratamiento, le dice de manera categórica: "No hay esperanza, no vas a mejorar". Esta falta de empatía y la falta de exploración de posibles tratamientos pueden dejar al paciente sintiéndose desamparado y desmotivado para buscar alternativas o cuidados paliativos.

2. Estigmatización de la salud mental. Imagina que un paciente busca ayuda para problemas de salud mental y su médico utiliza un lenguaje despectivo o minimiza sus síntomas, como diciendo: "Solo estás exagerando" o "Deberías poder manejar esto por ti mismo". Estas respuestas despectivas pueden impedir que el paciente busque el apoyo necesario y puede llevar a un deterioro de su salud mental.

En ambos casos, las palabras inapropiadas o insensibles del médico pueden tener un impacto significativo en la experiencia y el bienestar del paciente, socavando la confianza en la atención médica y dificultando la búsqueda de ayuda y tratamiento adecuados. La comunicación cuidadosa y respetuosa es esencial para brindar una atención médica de calidad y apoyar a los pacientes en su camino hacia la recuperación y el bienestar.

# QUINTA PARTE
## CONSENTIMIENTO

# CONSENTIMIENTO

El consentimiento es un proceso fundamental en el ámbito de la medicina que garantiza que los pacientes tengan la información necesaria para tomar decisiones sobre su atención médica y participar activamente en las decisiones relacionadas con su salud.

El consentimiento es un proceso en el cual un paciente tiene derecho a recibir información completa y comprensible sobre su diagnóstico, tratamiento, procedimientos médicos, riesgos y alternativas disponibles.

El paciente debe dar su consentimiento voluntario y libre para recibir el tratamiento o someterse al procedimiento después de comprender completamente los detalles relevantes.

## ELEMENTOS DEL CONSENTIMIENTO

Información completa. Los profesionales de la salud deben proporcionar información detallada y precisa sobre la enfermedad, el diagnóstico, las opciones de tratamiento, los riesgos y beneficios asociados, así como las alternativas disponibles.

Comprensión. Los pacientes deben ser capaces de comprender la información proporcionada. Los médicos deben adaptar su comunicación según las necesidades del paciente, asegurándose de que comprenda completamente lo que se le está explicando.

Voluntariedad. El consentimiento debe ser dado voluntariamente por el paciente sin presión ni coerción. Los pacientes tienen el derecho de rechazar un tratamiento o procedimiento si así lo desean.

Capacidad de decisión. Los pacientes deben estar en pleno uso de sus facultades mentales y capacidad de toma de decisiones al dar su consentimiento. En algunos casos, si un paciente no puede tomar decisiones por sí mismo, un representante legal o familiar puede hacerlo en su nombre.

## PROCESO DEL CONSENTIMIENTO

El proceso del consentimiento suele implicar una conversación entre el médico y el paciente en la que se discuten todos los aspectos relevantes de la atención médica. Además, se puede proporcionar información por escrito en forma de formularios de consentimiento. Los pacientes tienen el derecho de hacer preguntas y buscar clarificaciones antes de tomar una decisión.

El proceso de consentimiento en la práctica médica es una parte esencial de la relación médico-paciente y garantiza que los pacientes estén informados y autónomos al tomar decisiones sobre su atención médica. Seguidamente se describe cómo se desarrolla este proceso.

Inicio de la conversación. Cuando un paciente busca atención médica, el médico inicia una conversación sobre el diagnóstico, el tratamiento, las alternativas y los riesgos y beneficios. Esto se hace en un lenguaje claro y comprensible para el paciente.

Proporcionar información. El médico debe proporcionar información detallada sobre la condición del paciente, las opciones de tratamiento disponibles, los posibles riesgos y beneficios de cada opción y las consecuencias de no recibir tratamiento. Esta información debe ser lo suficientemente completa para que el paciente tome una decisión.

Preguntas y respuestas. El médico debe alentar al paciente a hacer preguntas y aclarar cualquier duda que pueda tener.

Esto promueve una comprensión completa de la situación y las opciones disponibles.

Consentimiento voluntario. El paciente debe dar su consentimiento de manera voluntaria, sin presiones ni coacciones. Debe entender que tiene la opción de rechazar cualquier tratamiento o procedimiento médico y que su decisión será respetada.

Capacidad para decidir. El médico debe evaluar si el paciente tiene la capacidad mental y legal para tomar decisiones. En casos en los que el paciente no tenga la capacidad, se buscará un representante legal o un tutor para tomar decisiones en su nombre.

Documentación por escrito. Es común que el consentimiento se documente por escrito en un formulario específico. El paciente o su representante legal firma este formulario después de haber comprendido la información proporcionada. Esta firma indica que el paciente está de acuerdo con el tratamiento o procedimiento médico.

Actualización continua. El proceso de consentimiento no es un evento único. Si la situación cambia o surgen nuevas circunstancias, el médico debe proporcionar información actualizada y obtener nuevamente el consentimiento del paciente.

Respeto por la privacidad. El médico y el personal médico deben garantizar que las conversaciones sobre el tratamiento y la información del paciente se mantengan confidenciales y se compartan solo con quienes tengan una necesidad legítima de conocerla.

## IMPORTANCIA DEL CONSENTIMIENTO

El consentimiento es fundamental para el respeto de la autonomía y la dignidad de los pacientes. Les permite participar activamente en su atención médica y tomar decisiones que sean coherentes con sus valores y preferencias. Además, protege a los profesionales de la salud al garantizar que la atención médica se brinde de manera ética y legal.

El consentimiento en la práctica médica actual es de suma importancia porque:

-Respeta la autonomía del paciente, cuando reconoce el derecho del paciente a tomar decisiones informadas sobre su atención médica.

-Evita la coerción y la negligencia, al proteger a los pacientes de tratamientos no deseados y asegura que reciban información completa sobre riesgos y beneficios.

-Promueve la toma de decisiones, cuando facilita que los pacientes participen activamente en la toma de decisiones sobre su salud.

-Fortalece la relación médico-paciente, al fomentar una comunicación abierta y confiable, lo que mejora la confianza y la colaboración.

-Tiene implicaciones legales y éticas, es un requisito legal y ético para los profesionales de la salud.

-Mejora la adherencia al tratamiento, de tal manera que cuando los pacientes están involucrados en la toma de decisiones, es más probable que sigan las recomendaciones médicas, lo que puede mejorar los resultados clínicos.

A continuación, algunos ejemplos para ilustrar el consentimiento en la práctica médica.

1. Cirugía. Un paciente necesita someterse a una cirugía electiva. Antes de la cirugía, el cirujano explica al paciente los detalles del procedimiento, los riesgos potenciales (como infección, sangrado, reacción a la anestesia, etc.), las alternativas (como el tratamiento con antibióticos en lugar de cirugía) y los beneficios esperados. El paciente firma un formulario de consentimiento después de comprender toda la información y está de acuerdo con proceder con la cirugía.

2. Tratamiento de quimioterapia. Un paciente con cáncer recibe una recomendación de su oncólogo para comenzar un régimen de quimioterapia. El oncólogo explica los efectos secundarios comunes y graves, las probabilidades de éxito del tratamiento, las alternativas posibles (como radioterapia o cirugía) y las implicaciones para la calidad de vida. El paciente, después de discutirlo con el médico y posiblemente con su familia, firma un formulario de consentimiento para iniciar la quimioterapia.

3. Ensayo clínico. Un paciente con una enfermedad poco común es invitado a participar en un ensayo clínico de un nuevo medicamento experimental. Antes de inscribirse, el investigador principal del estudio proporciona al paciente información detallada sobre el medicamento, los posibles efectos secundarios, los objetivos del ensayo y las expectativas. El paciente tiene tiempo para hacer preguntas y considerar la participación. Si decide unirse al ensayo, firma

un formulario de consentimiento que indica su comprensión y voluntad de participar en la investigación.

4. Esterilización quirúrgica. Antes de realizar una ligadura de trompas o una vasectomía, el ginecólogo o el urólogo respectivamente, debe obtener el consentimiento del paciente. El paciente debe estar plenamente informado sobre el procedimiento, sus implicaciones, los posibles riesgos y beneficios y las alternativas disponibles. Solo después de entender completamente esta información y dar su consentimiento voluntario, el procedimiento puede llevarse a cabo.

5. Neurocirugía (extirpación de tumor cerebral). En casos de extirpación de un tumor cerebral, el neurocirujano debe obtener el consentimiento del paciente o de su representante legal. Esto implica explicar el procedimiento quirúrgico, los riesgos, los posibles efectos secundarios, las opciones de tratamiento y las expectativas postoperatorias. El paciente, o en su defecto la familia, debe estar completamente informado antes de dar su consentimiento para la cirugía.

6. Oftalmología (colocación de lente intraocular). Cuando se planea una cirugía oftalmológica que involucra la colocación de una lente intraocular, el oftalmólogo debe obtener el consentimiento del paciente. El oftalmólogo explica el procedimiento, las opciones de lentes, los riesgos y las posibles complicaciones antes de que el paciente tome una decisión informada sobre la cirugía.

7. Oncología (extirpación de cáncer terminal). En casos de cáncer en estado avanzado, cuando se considera una cirugía

paliativa para aliviar los síntomas o mejorar la calidad de vida, el oncólogo debe obtener el consentimiento del paciente o de su familia si el paciente no está en condiciones de dar su consentimiento. Se discuten los objetivos de la cirugía, los riesgos y los beneficios y se toma la decisión después de una conversación completa y comprensiva.

8. Traumatología (colocación de prótesis). Antes de una cirugía para la colocación de una prótesis, como una prótesis de cadera o rodilla, el traumatólogo debe obtener el consentimiento del paciente. Esto implica discutir la necesidad de la prótesis, el procedimiento quirúrgico, los posibles riesgos, los beneficios y las alternativas. El paciente debe estar completamente informado antes de dar su consentimiento para la cirugía de reemplazo de articulaciones.

Estos ejemplos muestran cómo el consentimiento se aplica en diferentes contextos médicos, incluyendo cirugía, tratamiento médico y participación en investigaciones clínicas. En cada caso, es esencial que el paciente reciba información completa y comprenda las implicaciones antes de tomar una decisión.

# SEXTA PARTE
# CONFIDENCIALIDAD

# CONFIDENCIALIDAD

La confidencialidad es uno de los pilares fundamentales de la ética y la práctica médica. Implica la protección de la información médica y personal de los pacientes y su no divulgación sin el consentimiento adecuado. La confidencialidad es esencial para establecer una relación de confianza entre médicos y pacientes, garantizar la privacidad y los derechos de los pacientes, y cumplir con las obligaciones éticas y legales de los profesionales de la salud.

## IMPORTANCIA DE LA CONFIDENCIALIDAD EN LA PRÁCTICA MÉDICA

La confidencialidad reviste enorme importancia en el ejercicio de la medicina, toda vez que permite garantizar los siguientes aspectos:

1. Establecimiento de la confianza. La confidencialidad es un factor clave para establecer y mantener la confianza entre médicos y pacientes. Cuando un paciente comparte información sensible y personal con su médico, como historias clínicas, diagnósticos, antecedentes médicos y preocupaciones emocionales, debe estar seguro de que esta información se mantendrá en privado. La confianza es esencial para que los pacientes se sientan cómodos compartiendo información que puede ser vergonzosa, delicada o estigmatizada, lo que, a su vez, permite a los médicos brindar una atención efectiva y personalizada.

2. Protección de la privacidad. La confidencialidad garantiza la privacidad de los pacientes y el respeto por su autonomía. Los pacientes tienen derecho a mantener su información médica y personal protegida y a decidir qué información compartir con quién. Este derecho es fundamental para preservar la dignidad y la intimidad de los individuos en el contexto de la atención médica.

3. Cumplimiento de ética profesional. Los códigos éticos y las normas profesionales exigen que los médicos mantengan la confidencialidad de la información de los pacientes. La violación de este principio puede tener consecuencias éticas y

profesionales graves, incluidas la pérdida de licencia médica o sanciones disciplinarias. La confidencialidad, por lo tanto, no solo es una cuestión de cortesía o ética personal, sino una obligación profesional y legal.

En muchas jurisdicciones, existen leyes y regulaciones que respaldan la confidencialidad médica. Por ejemplo, en los Estados Unidos, la Ley de Portabilidad y Responsabilidad del Seguro de Salud (HIPAA, por sus siglas en inglés) establece normas para la privacidad y la seguridad de la información de salud protegida. Los profesionales de la salud están legalmente obligados a cumplir con estas regulaciones y a proteger la información médica de sus pacientes.

El avance de la tecnología de la información ha planteado desafíos significativos para la confidencialidad médica. La digitalización de los registros médicos y la comunicación electrónica pueden aumentar el riesgo de violación de la privacidad si no se implementan medidas de seguridad adecuadas. Los profesionales de la salud deben ser conscientes de la seguridad de la información y utilizar sistemas seguros para proteger la confidencialidad de los pacientes. Para mantener la confidencialidad en la era de la tecnología de la información, los profesionales de la salud deben ser conscientes de las medidas de seguridad electrónica y las regulaciones aplicables.

En ciertos casos, los pacientes pueden dar su consentimiento para compartir información médica con otros profesionales de la salud o terceros, como familiares o abogados. Los médicos deben garantizar que se obtenga el consentimiento informado adecuado y que se respeten las preferencias de los pacientes en cuanto a la divulgación de su información.

En situaciones en las que los intereses de los pacientes entran en conflicto con otras obligaciones éticas o legales, como la protección de terceros o la prevención de daños, los médicos pueden enfrentar dilemas éticos. En tales casos, la ética y la ley pueden requerir un equilibrio delicado entre la confidencialidad del paciente y otros intereses en juego.

## SITUACIONES EN LAS QUE SE PUEDE REVELAR INFORMACIÓN

La confidencialidad en la práctica médica es un principio fundamental que debe ser preservado en la mayoría de las circunstancias. Sin embargo, existen situaciones específicas en las que se puede revelar información médica sin el consentimiento del paciente. Estas situaciones generalmente están relacionadas con la protección de la salud pública, la seguridad del paciente o la prevención de daños.

A continuación, analizaremos algunas de estas situaciones:

1. Amenaza para la vida del paciente o de otros. Si un paciente presenta un riesgo claro y presente para su propia vida o la de otras personas, el médico o los profesionales de la salud pueden revelar información médica con el propósito de prevenir un daño inminente.

Algunos ejemplos ilustran el punto.

Ideación suicida. Si un paciente revela a su médico que está experimentando ideación suicida o ha intentado suicidarse recientemente, el médico tiene la responsabilidad ética y legal de tomar medidas para garantizar la seguridad del paciente. Esto puede incluir notificar a un hospital psiquiátrico o a un profesional de salud mental para una evaluación y tratamiento inmediato. La notificación se hace con el propósito de prevenir un daño inminente, en este caso, la amenaza para la vida del paciente.

Amenaza violenta hacia otros. Si un paciente, en una consulta médica, expresa la intención de causar daño físico a otra persona y presenta un riesgo claro y presente de hacerlo, el médico puede estar obligado a notificar a las autoridades competentes, como la policía, para prevenir un daño inminente a terceros.

Abuso doméstico. Un médico que trata a una paciente que ha sufrido abuso doméstico o violencia de pareja puede encontrarse en una situación en la que la paciente esté en peligro inminente. Si el médico determina que la vida de la paciente está en riesgo y que existe una amenaza presente, puede ser necesario notificar a las autoridades locales o brindar apoyo a la paciente para que busque refugio o protección. En este caso, la notificación se realiza para prevenir un daño inminente a la vida de la paciente.

Conducción bajo la influencia de sustancias. Si un médico tiene conocimiento de que uno de sus pacientes sufre de un trastorno por abuso de sustancias y que continúa conduciendo bajo la influencia de dichas sustancias, lo que representa un riesgo claro para su propia vida y la de otros en la carretera, puede estar obligado a notificar a las autoridades de tránsito o a la policía. Esta notificación se hace con el fin de prevenir un daño inminente relacionado con la conducción bajo los efectos de sustancias peligrosas.

**2.** Enfermedades de notificación obligatoria. En muchos lugares, existen leyes que requieren que los médicos informen ciertas enfermedades infecciosas a las autoridades de salud pública. Esto se hace para rastrear y controlar brotes de enfermedades transmisibles, lo que a veces implica la divulgación de información personal del paciente.

A continuación, ejemplos para ilustrar la situación.

Tuberculosis. En muchos lugares, la tuberculosis es una enfermedad de notificación obligatoria. Si un médico diagnostica a un paciente con tuberculosis, está legalmente obligado a informar el caso a las autoridades de salud pública. Esto se hace para rastrear y controlar la propagación de la enfermedad, asegurando que los pacientes reciban el tratamiento adecuado y que se tomen las medidas para prevenir brotes en la comunidad.

Hepatitis B y C. En algunas jurisdicciones, las infecciones por hepatitis B y C son enfermedades de notificación obligatoria. Los médicos están obligados a informar casos de estas enfermedades a las autoridades de salud pública. Esto permite llevar a cabo investigaciones epidemiológicas para comprender mejor la propagación de la enfermedad y tomar medidas para prevenirla.

Infecciones de Transmisión Sexual. Algunas ITS, como la sífilis y la gonorrea, son consideradas enfermedades de notificación obligatoria en ciertas áreas. Los médicos deben notificar estos casos a las autoridades de salud pública para rastrear y controlar la propagación de las ITS, proporcionando tratamiento a los pacientes afectados y realizando seguimientos para evitar la diseminación de estas infecciones.

Meningitis meningocócica. La meningitis meningocócica es una enfermedad bacteriana grave que puede propagarse rápidamente y causar brotes en comunidades. En muchas jurisdicciones, los médicos están obligados a notificar los casos de meningitis meningocócica a las autoridades de salud pública. Esto permite una respuesta rápida para identificar y tratar a las personas expuestas y tomar medidas preventivas, como la administración de vacunas en situaciones de brote.

Cólera. El agente etiológico del cólera es la bacteria *vibrio cholerae*. Esta bacteria produce una toxina que causa síntomas graves de diarrea y deshidratación en las personas infectadas. El cólera es una enfermedad gastrointestinal aguda que puede propagarse rápidamente en áreas donde las condiciones de higiene y saneamiento son deficientes, lo que lo convierte en un problema de salud pública en algunas regiones del mundo. La notificación es esencial para investigar los brotes, identificar las fuentes de contaminación y prevenir la propagación de la enfermedad en la comunidad.

3. Abuso infantil o vulnerabilidad. Los profesionales de la salud tienen la responsabilidad ética y legal de informar sobre

casos de abuso infantil o abuso de adultos vulnerables, como personas mayores o discapacitadas. Esto se hace para proteger a los individuos vulnerables de posibles abusos y garantizar su seguridad.

Varios ejemplos se muestran enseguida.

Abuso sexual. Un médico identifica signos de abuso sexual en una joven con discapacidad mental que llega a su consulta, el profesional debe informar el caso a las autoridades competentes sobre el hecho, de tal manera que se investigue, se asista a la paciente y se determinen el o los responsables del abuso.

Abuso de un adulto mayor. Un médico en un hogar de cuidados a adultos mayores nota signos de abuso emocional hacia un residente por parte de uno de los cuidadores. El médico informa el incidente a las autoridades y toma medidas para proteger al residente vulnerable.

Maltrato de una persona mayor en su propio hogar. Un médico puede encontrarse con un paciente adulto mayor que muestra signos evidentes de maltrato físico por parte de alguna persona de su propio hogar. En este caso, el médico tiene la responsabilidad ética y legal de informar el abuso a las autoridades competentes. La notificación es esencial para proteger al paciente vulnerable y garantizar que se tomen medidas adecuadas para detener el abuso y proporcionarle el cuidado y el apoyo necesarios.

Caso de abuso infantil en un entorno doméstico. Un pediatra que trata a un niño puede notar signos de abuso físico o sexual durante un examen médico de rutina. En este escenario, el pediatra tiene la responsabilidad ética y legal de reportar el abuso a las autoridades pertinentes, como el departamento de servicios sociales o la policía. La notificación es crucial para proteger al niño de un entorno peligroso y asegurar que reciba la atención médica y el apoyo psicológico necesario, así como para investigar y enjuiciar a los responsables del abuso.

4. Afecciones que pueden afectar la capacidad de conducir. En algunas jurisdicciones, los médicos pueden estar obligados a notificar a las autoridades de tránsito cuando un paciente tiene una afección médica que podría afectar su capacidad para conducir de manera segura, como la epilepsia no controlada o la pérdida de la visión.

Aquí están varios ejemplos muy ilustrativos:

-Supongamos que un paciente confía en su médico y le revela que ha desarrollado epilepsia no controlada recientemente. El médico tiene la obligación ética y legal de mantener la confidencialidad de la información del paciente. Sin embargo, si existe una amenaza inminente para la seguridad del paciente o de otros cuando conduce su vehículo, el médico podría notificar a las autoridades pertinentes sobre la condición de este paciente.

-Supongamos que un paciente acude a su médico para un examen de la vista de rutina y se descubre que ha sufrido una pérdida significativa de la visión que podría afectar su capacidad para conducir de manera segura. En algunas jurisdicciones, el médico puede estar obligado por ley a notificar a las autoridades de tránsito sobre la condición del paciente, ya que esta pérdida de visión podría poner en riesgo la seguridad vial. A pesar de la confidencialidad médica, en ciertos casos, el deber de notificar a las autoridades puede prevalecer para proteger al paciente y a la comunidad en general.

-Un paciente que ha sido diagnosticado con diabetes y está recibiendo tratamiento médico para controlarla podría estar en riesgo de episodios de hipoglucemia (niveles bajos de azúcar en la sangre) que pueden afectar su capacidad para conducir de manera segura. En algunas jurisdicciones, si un médico determina que un paciente tiene diabetes no controlada que podría poner en peligro la seguridad vial, puede estar obligado a notificar a las autoridades de tránsito para que tomen medidas adecuadas, como la evaluación del paciente por un especialista en diabetes o la imposición de restricciones en su licencia de conducir.

-Un paciente con esclerosis múltiple en una etapa avanzada podría experimentar síntomas neurológicos significativos, como debilidad muscular o problemas de coordinación, que pueden afectar su capacidad para operar un vehículo de manera segura. En algunas jurisdicciones, si un médico determina que un paciente con esclerosis múltiple en etapa avanzada representa un riesgo para la seguridad vial debido a su afección, puede estar obligado a notificar a las autoridades de tránsito para que evalúen su capacidad para conducir y tomen medidas apropiadas, como la revocación o restricción de su licencia de conducir.

5. Solicitud de un tribunal o una orden judicial. Si un tribunal emite una orden judicial válida para acceder a los registros médicos de un paciente o requerir que un médico testifique en un caso legal, el médico puede estar obligado a cumplir con dicha orden.

Algunos ejemplos ilustran esta situación.

Testimonio en un juicio. Un médico es citado como testigo en un juicio en el que la información médica es relevante para el caso. El médico testifica bajo juramento de acuerdo con la orden judicial y proporciona información precisa sobre el historial médico del paciente en cuestión.

Caso de negligencia médica. En una demanda por negligencia médica, un tribunal puede emitir una orden judicial para que el médico revele los registros médicos del paciente involucrado en el caso. Esta orden permite a los abogados y al tribunal acceder a los registros médicos para examinar la atención médica proporcionada y determinar si hubo una mala praxis médica. El médico está obligado a cumplir con la orden del tribunal y proporcionar los registros médicos requeridos para el proceso legal.

Custodia de menores. En un caso de custodia de menores, un tribunal puede solicitar información médica relevante para determinar el bienestar de un niño. Si un médico tiene información médica que podría ser relevante para el caso, como el historial médico de un niño, el tribunal puede emitir una orden para que el médico testifique o proporcione registros médicos como prueba en el caso. El médico está legalmente obligado a cumplir con la orden judicial en este contexto.

Accidente de tránsito con lesiones graves. En un caso de accidente de tránsito en el que una persona resulta gravemente herida y busca una compensación por sus lesiones, un tribunal puede emitir una orden para que el médico que trató a la víctima testifique sobre la naturaleza y la gravedad de las lesiones. El testimonio del médico puede ser fundamental para determinar el alcance de las lesiones y las necesidades médicas futuras de la víctima, lo que puede afectar la resolución del caso. En este escenario, el médico está obligado a cumplir con la orden judicial y testificar en el tribunal si es requerido.

6. Consentimiento para compartir información. En algunas circunstancias, los pacientes pueden dar su consentimiento para compartir su información médica con ciertos individuos o entidades, como familiares, abogados o compañías de seguros. Si se ha obtenido un consentimiento adecuado, la divulgación de información es ética y legal.

Ejemplos a continuación.

Compartir información médica con un familiar. Un paciente hospitalizado proporciona su consentimiento por escrito para que el médico comparta su historial médico y detalles sobre su tratamiento con su cónyuge, quien necesita estar al tanto de la situación de salud del paciente. El médico, siguiendo las leyes de privacidad y ética médica, puede entonces discutir los detalles relevantes con el cónyuge del paciente y mantenerlo informado sobre la evolución del tratamiento.

Compartir información médica con un abogado en un caso legal. Un paciente que está involucrado en un caso de lesiones personales debido a un accidente automovilístico da su consentimiento para que su médico comparta sus registros médicos con su abogado para respaldar su reclamo de compensación. Con el consentimiento adecuado, el médico puede proporcionar la información médica necesaria al abogado para ayudar en la resolución del caso legal.

Compartir información médica con una compañía de seguros para reclamar beneficios. Un paciente que ha sido sometido a una cirugía importante y necesita reclamar beneficios de discapacidad proporciona su consentimiento para que el médico comparta la información médica relevante con su compañía de seguros. Esto permite que la compañía de seguros evalúe la validez de la reclamación y determine la elegibilidad del paciente para recibir beneficios en función de su condición médica.

Compartir información médica con un especialista. Un paciente que está siendo tratado por su médico de atención primaria da su consentimiento para que se compartan sus registros médicos con un especialista, como un cardiólogo o un neurólogo, para obtener una segunda opinión o un tratamiento especializado. Con el consentimiento adecuado, el médico de atención primaria puede proporcionar la información médica necesaria al especialista para mejorar la atención y el diagnóstico del paciente.

7. Investigación médica. En la investigación médica, la información del paciente a menudo se comparte de manera confidencial con comités de revisión ética y reguladores para garantizar la seguridad y la calidad de la investigación. Sin embargo, en estos casos, se toman medidas para proteger la privacidad de los pacientes, como la eliminación de datos de identificación personal cuando sea posible.

A continuación, algunos ejemplos.

Estudio clínico. Un paciente se inscribe en un ensayo clínico para evaluar un nuevo tratamiento contra el cáncer. El paciente proporciona su consentimiento para compartir información sobre su participación en el ensayo con el comité de revisión ética y los reguladores para garantizar la seguridad y la integridad de la investigación.

Investigación epidemiológica. Durante un brote de enfermedad infecciosa, un equipo de investigación recopila datos médicos de pacientes infectados, incluidos los diagnósticos y las exposiciones. Los investigadores utilizan esta información para rastrear la propagación de la enfermedad y tomar medidas para contenerla, protegiendo así la salud pública.

Investigación de una enfermedad "huérfana". Una "enfermedad huérfana" es una enfermedad que afecta a un número muy reducido de personas en la población general. Estas enfermedades suelen ser poco comunes, crónicas, graves y a menudo de origen genético. Lo que hace que sean "huérfanas" es que a menudo carecen de investigaciones suficientes, tratamientos específicos y atención médica adecuada debido a su rareza. La designación de "huérfana" se refiere a la falta de interés y recursos que históricamente se les ha prestado, ya que su baja prevalencia hace que la inversión en investigación y desarrollo de tratamientos sea limitada. Un paciente portador de una enfermedad como ésta da su consentimiento para que se utilice su información médica y sus muestras de laboratorio en un estudio de investigación médica destinado a encontrar tratamientos o curas para su afección. El paciente firma un formulario de consentimiento informado que detalla el propósito y los términos de la investigación. Con el consentimiento adecuado, los investigadores pueden acceder a la información médica del paciente de manera ética y legal para avanzar en la investigación médica.

8. Delitos y hechos violentos. Los profesionales de la salud, incluyendo a los médicos, tienen la obligación legal de romper la confidencialidad y reportar los casos en los que atienden a pacientes que presenten lesiones físicas o emocionales relacionadas con eventos violentos o actividades delictivas.

Seguidamente, algunos ejemplos para ilustrar la situación.

Homicidio. Si un paciente llega al hospital con heridas por arma de fuego graves y el médico determina que estas heridas son el resultado de un incidente criminal, como un homicidio, el médico podría tener la obligación legal y ética de denunciar la situación a las autoridades. Esto es especialmente cierto si el paciente está en un estado que le impide dar su consentimiento para la notificación. La prioridad es la preservación de la evidencia y la cooperación con la aplicación de la ley para investigar y enjuiciar el homicidio.

Heridas. Si un paciente es atendido por una herida por arma de fuego y el médico tiene razones para creer que el paciente representa una amenaza para la seguridad de otras personas, el médico puede verse en la posición de omitir el deber de confidencialidad para proteger a esas personas. Si el paciente confiesa que planea usar un arma de fuego para cometer un acto violento, el médico puede estar obligado a notificar a las autoridades pertinentes o tomar medidas para prevenir la amenaza. La seguridad pública y la prevención de daños a terceros pueden superar el deber de confidencialidad en tales casos.

Accidente de caza no reportado. Un médico atiende a un paciente que llega con una herida por arma de fuego y el paciente le informa al médico que la lesión ocurrió durante una actividad de caza no registrada y que no tiene permisos de caza. En este caso, el médico puede tener la obligación de informar a las autoridades de caza o a la policía sobre la lesión para que se investigue el incidente y se tomen medidas legales apropiadas en relación con la caza ilegal y el uso irresponsable de armas de fuego.

Lesiones por agresión en un establecimiento público. Un médico atiende a un paciente que presenta lesiones graves después de haber sido agredido en un bar o club nocturno. Durante la consulta médica, el paciente menciona que la agresión fue el resultado de una pelea que estalló en el establecimiento. En esta situación, el médico puede estar obligado a notificar a la policía o a las autoridades locales sobre la agresión, contribuyendo así a la investigación de un posible delito violento y a la seguridad pública.

Caso de abuso infantil relacionado con drogas. Un pediatra examina a un niño que muestra signos de abuso físico y negligencia. Durante la evaluación, el pediatra descubre que los padres del niño están involucrados en actividades delictivas relacionadas con drogas, como la fabricación o el tráfico de sustancias ilegales y que el niño corre un riesgo significativo debido a la exposición a estas actividades. En esta situación, el pediatra puede estar obligado a notificar a los servicios de protección infantil y a las autoridades pertinentes para proteger al niño de un ambiente peligroso y ayudar a abordar las actividades delictivas de los padres.

Nunca se debe olvidar que, incluso en situaciones donde se puede revelar información médica sin consentimiento, los médicos están obligados a divulgar la información mínima necesaria para abordar la situación y proteger la confidencialidad tanto como sea posible. La divulgación de información médica sin consentimiento es una medida excepcional que se toma con cautela y siempre con el objetivo de proteger la salud y la seguridad de las personas involucradas.

## CÓMO MANEJAR CONFLICTOS ÉTICOS RELACIONADOS CON LA CONFIDENCIALIDAD

Manejar conflictos éticos relacionados con la confidencialidad en la práctica médica puede ser un desafío, pero es esencial para garantizar el equilibrio adecuado entre el respeto de la privacidad del paciente y la protección de otros intereses legales o éticos.

Aquí hay un proceso que los médicos y lo profesionales de la salud pueden seguir para abordar estos conflictos de manera ética y responsable:

1. Concientización y reflexión.

El primer paso es reconocer que existe un conflicto ético y reflexionar sobre los principios éticos en juego. Esto implica considerar tanto el deber de mantener la confidencialidad como otros valores éticos relevantes, como la prevención de daños, la justicia y la autonomía del paciente.

2. Consulta interna.

Los médicos deben consultar con sus colegas o superiores para obtener diferentes perspectivas sobre la situación. Esto puede ayudar a evaluar si el conflicto es genuino y cuál podría ser la mejor manera de abordarlo.

3. Evaluar la magnitud del riesgo.

Es importante determinar la magnitud del riesgo que justifica la revelación de información confidencial.

4. Consentimiento del paciente.

Si es posible, se debe buscar el consentimiento del paciente para la divulgación de información confidencial. Si el paciente está dispuesto a compartir la información o está de acuerdo con la revelación en una situación específica (por ejemplo, notificar a un familiar), esto puede resolver el conflicto ético.

5. Evaluar obligaciones legales y reglamentarias.

Es importante revisar las leyes y regulaciones locales relacionadas con la confidencialidad médica, ya que estas pueden establecer pautas claras sobre cuándo y cómo se puede divulgar la información médica sin el consentimiento del paciente.

6. Equilibrio de deberes éticos.

En situaciones en las que no se puede obtener el consentimiento del paciente y existe un riesgo claro y grave para la vida o la seguridad de otros, los médicos deben equilibrar sus deberes éticos. Esto puede implicar:

a. Divulgación mínima necesaria: revelar sólo la información esencial para abordar el riesgo.

b. Notificar a las autoridades competentes: si es necesario, informar a las autoridades de salud pública, las fuerzas del orden u otros profesionales relevantes para abordar el riesgo.

c. Registrar la justificación: documentar cuidadosamente la justificación ética y legal para la divulgación de información confidencial en el expediente médico del paciente.

7. Apoyo legal y ético.

En casos particularmente complejos o delicados, los médicos pueden buscar orientación legal y ética. Un asesor legal o un comité de ética puede brindar asesoramiento adicional sobre cómo proceder de manera ética y legal.

8. Comunicación con el paciente.

Si se ha revelado información confidencial sin el consentimiento del paciente, es importante comunicarse con el paciente lo antes posible y explicar la situación. Esto puede ayudar a mitigar cualquier daño a la relación médico-paciente y brindar la oportunidad de abordar sus preocupaciones.

9. Reflexión posterior.

Después de resolver el conflicto ético, es importante reflexionar sobre la experiencia, evaluar las decisiones tomadas y considerar cómo se pueden evitar conflictos similares en el futuro.

Es importante recordar que la revelación de información confidencial sin consentimiento es una medida excepcional y debe realizarse solo cuando no hay otras opciones para abordar un riesgo claro y grave para la vida o la seguridad de las personas involucradas. El proceso de toma de decisiones debe ser cuidadoso, transparente y bien documentado para garantizar la integridad ética y legal de la acción tomada.

# SÉPTIMA PARTE
## VALORES FUNDAMENTALES EN LA MORAL MÉDICA

# VALORES FUNDAMENTALES EN LA MORAL MÉDICA

## HUMANIDAD, PRIMER VALOR MORAL DE LA PRÁCTICA MÉDICA

En un mundo cada vez más complejo y tecnológico, donde la atención médica puede verse influenciada por múltiples factores, desde avances científicos hasta procesos burocráticos y económicos, es esencial recordar que la esencia misma de la medicina radica en la relación entre el médico y el paciente y en el compromiso con el bienestar humano.

La humanidad en la práctica médica implica mucho más que simplemente tratar enfermedades y trastornos. Se trata de reconocer a los pacientes como seres humanos únicos y vulnerables que están experimentando momentos de fragilidad y preocupación. La humanidad en la medicina se refleja en el acto de escuchar atentamente a los pacientes, entender sus miedos y ansiedades y mostrar empatía y compasión en todo momento.

En un contexto donde la medicina se ha vuelto cada vez más especializada y centrada en la tecnología, es esencial que los médicos no pierdan de vista la dimensión humana de su profesión. Esto significa ver más allá de los síntomas físicos y considerar el impacto emocional, social y psicológico de la enfermedad en la vida de los pacientes.

La humanidad en la práctica médica también implica la necesidad de comunicarse de manera efectiva y comprensiva con los pacientes y sus familias, explicando los diagnósticos y tratamientos de manera accesible y brindando apoyo emocional cuando sea necesario.

Además, la humanidad en la práctica médica también se refleja en la ética y la integridad. Los médicos deben ser defensores de la justicia y la equidad en la atención médica, garantizando que todos los pacientes reciban un trato digno y respetuoso, independientemente de su origen étnico, género, orientación sexual, religión o situación socioeconómica. La humanidad en la medicina exige que los médicos sean honestos y transparentes en su comunicación con los pacientes, manteniendo la confidencialidad y cumpliendo con los más altos estándares éticos.

En un mundo donde las presiones de tiempo y las limitaciones de recursos pueden ser desafiantes, la humanidad en la práctica médica puede verse amenazada. Sin embargo, es en estos momentos cuando este valor se vuelve aún más importante. La humanidad implica dedicar tiempo para escuchar a los pacientes, para brindar apoyo emocional y para considerar cuidadosamente las decisiones clínicas en función del impacto en la vida de las personas.

La humanidad en la práctica médica no solo beneficia a los pacientes, sino también a los propios médicos. Brinda un sentido de realización y propósito a aquellos que han elegido esta noble profesión, recordándoles constantemente que están haciendo una diferencia significativa en la vida de las personas. Además, la humanidad también es fundamental en la construcción de relaciones de confianza y colaboración entre médicos y pacientes, lo que a su vez contribuye a un mejor resultado en la atención médica.

La humanidad en la práctica médica es un valor fundamental que debe ser promovido y preservado en la profesión médica. A pesar de los desafíos y las complejidades que puedan surgir en el mundo de la medicina moderna, nunca debe olvidarse que el corazón de la medicina radica en la relación humana entre el médico y el paciente. La humanidad implica escuchar, comprender y cuidar a los pacientes en todos los aspectos de su bienestar y es esta dimensión humana la que distingue a la medicina como una profesión verdaderamente noble y humanitaria.

## VALORES MORALES

No está demás recalcar e insistir en aquellos valores fundamentales que hacen de la práctica médica una profesión humanitaria y que deben reflejar por encima de todas las cosas, el amor al prójimo.

Los valores morales más destacados en el ejercicio médico son:

1. Compasión. La compasión es un valor esencial en la moral médica. Implica sentir empatía y preocupación genuina por el sufrimiento de los pacientes. Los médicos con una brújula moral compasiva están dispuestos a escuchar, consolar y apoyar emocionalmente a sus pacientes en momentos de angustia.

2. Empatía. La empatía se relaciona con la capacidad de ponerse en el lugar del paciente, comprender sus preocupaciones y experimentar sus emociones. Un médico empático puede establecer una conexión más profunda con el paciente, lo que a menudo resulta en una mejor comunicación y una atención más efectiva.

3. Justicia. La justicia es un principio fundamental en la moral médica que se refiere a la equidad en la distribución de recursos médicos y la toma de decisiones. Los médicos deben

tratar a todos los pacientes con igualdad y sin discriminación, asegurando que los recursos estén disponibles para aquellos que más los necesiten.

4. Respeto a la autonomía. El respeto a la autonomía del paciente es otro valor clave en la moral médica. Implica reconocer el derecho del paciente a tomar decisiones informadas sobre su atención médica, incluso si esas decisiones difieren de la opinión del médico.

5. Beneficencia y no maleficencia. Estos principios éticos implican hacer el bien y evitar causar daño. Los médicos tienen la obligación de actuar en el mejor interés de sus pacientes, buscando su beneficio y evitando cualquier daño innecesario.

## *LAS INFLUENCIAS EXTERNAS EN LA MORAL MÉDICA*

La moral médica no existe en un vacío, sino que también puede estar influenciada por factores externos, como la cultura, la sociedad y el sistema de atención médica en el que trabaja el médico. Estos factores pueden moldear las percepciones éticas y las decisiones de un médico de manera significativa.

En una cultura que valora la autonomía del paciente por encima de todo, es más probable que los médicos respeten las decisiones de los pacientes, incluso si no están de acuerdo con ellas. Por otro lado, en una cultura que da prioridad a la familia en la toma de decisiones médicas, un médico puede verse influenciado para considerar las opiniones de la familia al tomar decisiones de tratamiento.

En una sociedad donde la atención médica es predominantemente privada y basada en el lucro, los médicos pueden enfrentar presiones para maximizar los ingresos, lo que podría influir en las decisiones de tratamiento. En contraste, en una sociedad con un sistema de atención médica pública y orientada hacia el bienestar social, los médicos pueden estar más inclinados a tomar decisiones que prioricen el bienestar del paciente sobre los aspectos financieros.

En un sistema de atención médica que enfatiza la rapidez y la eficiencia, los médicos pueden verse tentados a tomar atajos o a tomar decisiones apresuradas que pueden no ser las más éticas en términos de cuidado del paciente. En cambio, en un sistema que valora la integralidad del paciente y la relación médico-paciente, los médicos pueden estar más inclinados a tomar decisiones basadas en un enfoque más ético y persistentemente centrado en él.

En resumen, la moral médica se ve influenciada por la religión, la cultura, la sociedad y por el sistema de atención médica.

## Influencia religiosa

La influencia de la religión en la moral y el ejercicio de la profesión médica puede ser significativas y variar según la creencia religiosa del médico y la cultura en la que trabaje. Las creencias religiosas a menudo forman la base de los valores morales y éticos de una persona. Esto puede afectar cómo un médico aborda aspectos éticos y decisiones difíciles en la atención médica. Por ejemplo, algunas religiones pueden enfatizar la importancia de preservar la vida a toda costa, mientras que otras pueden dar prioridad a la calidad de vida o permitir excepciones en casos extremos.

Las creencias religiosas pueden influir en las decisiones de tratamiento médico. Algunos médicos pueden estar dispuestos a realizar procedimientos médicos que otros podrían considerar inmorales o contrarios a sus creencias religiosas. Por ejemplo, la objeción religiosa a la anticoncepción puede llevar a que algunos médicos se nieguen a proporcionar ciertos servicios médicos.

La religión también puede desempeñar un papel importante en la toma de decisiones relacionadas con el final de la vida, como la suspensión de tratamientos agresivos o la aplicación de cuidados paliativos. Algunas creencias religiosas pueden influir en la percepción de cuándo es apropiado retirar o prolongar el soporte vital.

La religión puede influir en la forma en que los médicos se relacionan con sus pacientes. Un médico que comparte la misma fe religiosa que el paciente puede establecer una conexión más profunda basada en la comprensión mutua de las creencias y valores religiosos.

En un entorno médico multicultural, es importante que los médicos sean conscientes de la diversidad religiosa de sus pacientes. Esto implica respetar las creencias religiosas de los pacientes y adaptar la atención médica en consecuencia, siempre que sea posible y ético.

A continuación, tres ejemplos de la influencia religiosa en la moral de la práctica médica.

1. La objeción religiosa a las transfusiones de sangre. Supongamos que un paciente está gravemente enfermo y necesita una transfusión de sangre para salvar su vida, pero el médico a cargo del caso pertenece a una religión que prohíbe las transfusiones de sangre. En este caso, la creencia religiosa del médico podría entrar en conflicto con su deber ético de proporcionar la atención médica necesaria para salvar la vida del paciente. El médico podría verse tentado a rechazar la transfusión de sangre en función de sus creencias religiosas, lo que podría tener graves consecuencias para la salud del paciente.

2. Contracepción y orientación médica. Imagina que una paciente solicita asesoramiento sobre métodos anticonceptivos, pero su médico es miembro de una religión que condena el uso de anticonceptivos. El médico podría sentirse incómodo recomendando métodos anticonceptivos o incluso negarse a hacerlo debido a sus creencias religiosas. Esto podría interferir en la capacidad de la paciente para tomar decisiones informadas sobre su salud reproductiva y acceder a métodos anticonceptivos que considere adecuados.

3. Aborto y cuidado prenatal. Supongamos que una mujer embarazada enfrenta complicaciones graves en su embarazo y corre un alto riesgo de morir si continúa con el embarazo. Sin embargo, el médico que la atiende se opone al aborto debido

a sus creencias religiosas que consideran el aborto como un pecado. En este caso, la creencia religiosa del médico podría entrar en conflicto con su deber de proporcionar atención médica basada en la mejor evidencia médica disponible. Esto podría poner en peligro la vida de la paciente y plantear situaciones complejas sobre cómo equilibrar las creencias religiosas del médico con el bienestar del paciente.

Estos ejemplos ilustran cómo las creencias religiosas personales de un médico pueden chocar con su deber ético de brindar atención médica imparcial y basada en la evidencia. En tales situaciones, los médicos y las instituciones médicas deben encontrar formas de abordar estos conflictos éticos de manera que se proteja la salud y el bienestar de los pacientes mientras se respeta la libertad religiosa de los profesionales de la salud en la medida de lo posible.

**Influencia cultural**

La cultura desempeña un papel crucial en la formación de la moral de un médico. Los valores culturales y las creencias pueden influir en la forma en que un médico aborda su ética profesional como la toma de decisiones al final de la vida, la aceptación de tratamientos médicos o la divulgación de información médica delicada. Lo que puede considerarse éticamente aceptable en una cultura puede no serlo en otra, lo que agrega complejidad a la moral médica en un mundo cada vez más diverso.

Tres ejemplos de cómo la influencia cultural puede entrar en conflicto con la moral de la práctica médica:

1. Prácticas de mutilación genital femenina. Supongamos que un médico trabaja en una comunidad donde la mutilación genital femenina es una práctica cultural arraigada y considerada importante en la tradición local, tal como ocurre en algunos países de África y Asia. Sin embargo, esta práctica es ampliamente condenada desde una perspectiva médica y ética, ya que causa daño físico y psicológico a las mujeres. En este caso, el médico podría enfrentar un conflicto moral al tener que decidir si debe participar en la mutilación genital femenina, lo que va en contra de sus valores médicos y éticos, o si debe negarse, lo que podría alienarlo de la comunidad y crear tensiones culturales.

2. Influencia cultural en la toma de decisiones de donación de órganos. En algunas culturas, las creencias y las actitudes hacia la donación de órganos pueden variar significativamente en comparación con las normas médicas occidentales. Por ejemplo, algunas culturas pueden tener tabúes sobre la extracción de órganos después de la muerte o creencias sobre la integridad del cuerpo después del fallecimiento. Esto puede crear conflictos éticos cuando un individuo fallece y se enfrenta a la decisión de si donar sus órganos o no.

Supongamos que un paciente de una cultura que desalienta la donación de órganos está en estado de muerte cerebral y su familia tiene la autoridad para tomar la decisión sobre la donación. El equipo médico puede considerar que la donación de órganos es una medida ética y valiosa para salvar vidas. Sin embargo, la familia puede resistirse a la donación debido a sus creencias culturales, lo que crea un conflicto ético entre el deber médico de salvar vidas y el respeto por las creencias y valores culturales de la familia.

En situaciones como esta, es fundamental que los profesionales médicos aborden el conflicto de manera sensible y respetuosa y busquen la orientación de éticos y comités de toma de decisiones para garantizar que se tome la mejor decisión en interés del paciente, respetando al mismo tiempo sus creencias culturales y valores. Este ejemplo resalta cómo la cultura puede influir en las decisiones médicas y presentar desafíos éticos complejos en la atención médica.

3. Terapia de conversión y orientación sexual. En algunas culturas, la homosexualidad se ve como un problema que debe ser corregido o "curado" a través de la terapia de conversión. Los médicos que trabajan en estas comunidades podrían enfrentar un dilema ético cuando se les pida participar en estas terapias, ya que la mayoría de las organizaciones médicas y psicológicas consideran que la terapia de conversión es ineficaz y dañina. Esto podría generar un conflicto moral entre la presión cultural para participar en estas terapias y la obligación ética de no hacer daño y proporcionar atención basada en la evidencia.

Estos ejemplos ilustran cómo las prácticas culturales pueden chocar con los estándares éticos y médicos en la atención médica. Los médicos pueden encontrarse en situaciones difíciles donde deben equilibrar el respeto por la cultura de sus pacientes con su responsabilidad de brindar atención médica segura y ética. En tales casos, la educación cultural y la comunicación efectiva pueden ser herramientas importantes para abordar estos conflictos de manera sensible y respetuosa.

**Influencia del sistema de atención médica**

El sistema de atención médica en el que trabaja un médico también puede tener un impacto en su moral. Los médicos que trabajan en sistemas de atención médica con recursos limitados o presiones financieras pueden enfrentar dilemas éticos relacionados con la distribución de recursos o la presión para tomar decisiones que prioricen el beneficio económico sobre el bienestar del paciente. Esto puede ser especialmente desafiante para los médicos que sienten una profunda responsabilidad moral hacia sus pacientes.

Aquí tienes tres ejemplos hipotéticos que ilustran cómo la influencia del sistema de atención médica puede entrar en conflicto con la moral en la práctica médica.

1. Conflictos de intereses en la investigación clínica. En la investigación clínica, los médicos pueden enfrentar presiones éticas relacionadas con la financiación de estudios y la publicación de resultados. Supongamos que un investigador médico trabaja en un hospital universitario donde se recibe financiación significativa de una compañía farmacéutica para llevar a cabo un ensayo clínico de un nuevo medicamento. A medida que avanza el estudio, el médico descubre que el medicamento tiene efectos secundarios graves y no es tan efectivo como se había esperado. Sin embargo, la compañía farmacéutica está presionando para que los resultados se presenten de manera positiva para proteger sus intereses

financieros. El médico se enfrenta a un conflicto ético entre su deber de revelar los resultados verdaderos y su dependencia de la financiación de la compañía farmacéutica y su relación con la institución académica.

2. Presiones para la alta rotación de pacientes en la atención primaria. Supongamos que un médico trabaja en una clínica de atención primaria que recibe un alto volumen de pacientes todos los días. El sistema de atención médica está diseñado para maximizar la cantidad de pacientes atendidos, lo que significa que los médicos tienen un tiempo limitado para cada consulta. En este entorno, el médico podría sentir la presión para atender a los pacientes de manera rápida y eficiente, lo que podría entrar en conflicto con su moral de proporcionar atención completa y atenta. Esto podría llevar a decisiones apresuradas, diagnósticos incompletos o falta de tiempo para abordar las preocupaciones del paciente de manera adecuada.

3. Conflictos de interés en la prescripción de medicamentos. Supongamos que un médico trabaja en una clínica de atención primaria que recibe incentivos financieros de compañías farmacéuticas para promover ciertos medicamentos. El médico se encuentra en la situación de decidir qué medicamento recetar a un paciente con una enfermedad crónica. Aunque sabe que hay medicamentos más efectivos y asequibles disponibles, siente la presión del sistema de atención médica para prescribir el medicamento respaldado por la compañía farmacéutica debido a los incentivos financieros. Esto podría entrar en conflicto con su

moral y su deber de actuar en el mejor interés del paciente, priorizando la eficacia y el costo-beneficio en lugar de los incentivos financieros.

Estos ejemplos ilustran cómo las presiones financieras y la estructura del sistema de atención médica pueden influir en las decisiones éticas y morales de los médicos y crear dilemas éticos en la práctica médica. Los médicos en tales situaciones deben equilibrar las demandas del sistema con su responsabilidad fundamental de brindar atención de calidad y ética a sus pacientes.

**Influencia de la sociedad.**

La moral médica también puede estar influenciada por las normas y expectativas de la sociedad en la que opera un médico. El acceso a la atención médica, la equidad en la atención médica y la aceptación de prácticas médicas controvertidas, a menudo reflejan las opiniones y valores de la sociedad en su conjunto. Los médicos pueden sentir la presión de conformarse con estas normas o, alternativamente, pueden ser agentes de cambio ético al desafiar las normas injustas o inaceptables.

A continuación, varios ejemplos hipotéticos y concretos que ilustran cómo la influencia de la sociedad puede entrar en conflicto con la moral de la práctica médica.

1. Acceso a la atención médica y distribución de recursos. Supongamos que un médico trabaja en un hospital público en un país donde la atención médica es un bien escaso y la lista de espera para cirugías importantes es larga. El médico se

enfrenta a la decisión de asignar una cirugía a un paciente que ha esperado mucho tiempo, pero cuya condición ha empeorado significativamente, o dar prioridad a un paciente con conexiones políticas que busca una cirugía cosmética no esencial. La presión de la sociedad para que los recursos sean distribuidos de manera justa y equitativa choca con la influencia de conexiones políticas y puede entrar en conflicto con la moral del médico y su deber de priorizar la atención basada en la necesidad médica.

2. Educación médica sesgada por prejuicios. Supongamos que en un país el sistema educativo y los programas de formación médica tienen sesgos culturales o de género arraigados. Esto se refleja en la falta de énfasis en la atención de la salud de género, lo que resulta en médicos que no están debidamente capacitados para abordar las necesidades de atención médica específicas de personas transgénero o de género diverso. A medida que la sociedad progresa hacia una mayor comprensión y aceptación de la diversidad de género, los médicos educados en un entorno sesgado pueden enfrentar conflictos éticos al tratar a pacientes transgénero, lo que podría llevar a una atención inadecuada o insensible.

3. Políticas de salud pública y acceso a tratamientos caros. Supongamos que en un país las políticas de salud pública limitan el acceso a tratamientos médicos costosos, como medicamentos para enfermedades crónicas graves. Los médicos pueden encontrarse en la posición de tener que racionar estos tratamientos, lo que podría crear conflictos éticos cuando deben decidir qué pacientes tienen prioridad

para recibir un tratamiento que podría salvar vidas. Esto podría entrar en conflicto con su moral y su deber de actuar en el mejor interés de cada paciente.

4. Regulaciones gubernamentales y experimentación médica. En una sociedad donde el gobierno promueve la experimentación médica en humanos para avanzar en la investigación médica y farmacéutica, los médicos pueden verse presionados para participar en ensayos clínicos controvertidos o proporcionar tratamientos no probados en pacientes. Esto puede entrar en conflicto con su moral y su deber de garantizar la seguridad y el consentimiento informado de los pacientes, especialmente cuando no hay suficiente evidencia de seguridad y eficacia.

5. Equidad en la atención médica para minorías étnicas. Supongamos que un médico trabaja en una sociedad donde existe un sesgo cultural y racial en la atención médica, lo que resulta en un acceso desigual y una calidad de atención deficiente para estas minorías. El médico se enfrenta a situaciones en las que algunos colegas y miembros de la sociedad pueden tener actitudes discriminatorias hacia ciertos grupos étnicos, lo que afecta la atención que se brinda. El médico puede sentir la presión social de mantener el "statu quo" o de minimizar la importancia de las disparidades en la atención médica, pero esto entra en conflicto con su moral y su deber de proporcionar atención médica equitativa y sin discriminación.

Estos ejemplos demuestran cómo los aspectos educativos, de seguridad y políticos en la sociedad pueden ejercer una influencia significativa en las decisiones éticas y morales de los médicos en su práctica médica diaria. Los médicos deben abordar los desafíos de manera sensible y ética, equilibrando las demandas del sistema con su deber fundamental de proporcionar atención de calidad y centrada en el paciente.

La moral en la práctica médica es un tema en constante evolución, influenciado por factores culturales, sociales y sistémicos. Los médicos tienen la responsabilidad de mantenerse actualizados sobre las normas éticas y las mejores prácticas en la atención médica y de ser agentes de cambio ético cuando sea necesario. La moral médica no solo es un reflejo de los valores individuales de los médicos, sino que también está intrínsecamente ligada a la ética y la integridad de la profesión médica en su conjunto. En última instancia, la moral en la práctica médica es una búsqueda constante de equilibrio entre el deber hacia los pacientes y la preservación de los valores personales, con el objetivo último de proporcionar atención médica de alta calidad y ética.

# OCTAVA PARTE
# EL CONFLICTO ENTRE EL DEBER Y LA MORAL

# EL CONFLICTO ENTRE EL DEBER Y LA MORAL

La práctica médica es una profesión que se caracteriza por estar imbuida de una profunda moralidad y ética. Los médicos, como guardianes de la salud y el bienestar de los pacientes, enfrentan constantemente dilemas éticos que los llevan a reflexionar sobre el conflicto entre el deber y la moral. Este conflicto es un tema complejo y multidimensional que abarca una serie de cuestiones fundamentales, desde el respeto a la autonomía del paciente hasta la distribución justa de recursos médicos.

El deber en la práctica médica se refiere a las obligaciones y responsabilidades que los médicos tienen hacia sus pacientes y hacia la sociedad en general. Estas obligaciones están respaldadas por normas éticas y legales, así como por el código deontológico que rige la profesión médica. Uno de los deberes más fundamentales es el de preservar la vida y la salud de los pacientes, lo que a menudo implica tomar decisiones difíciles, delicadas y trascendentales.

El deber también incluye el respeto a la autonomía del paciente, que implica la obligación de informar al paciente sobre su diagnóstico y opciones de tratamiento y permitir que tome decisiones informadas sobre su atención médica. Además, los médicos tienen el deber de mantener la confidencialidad de la información médica de los pacientes y de tratar a todos los pacientes con igualdad y sin discriminación.

La moral en la práctica médica se relaciona con los valores y principios personales que guían las decisiones y acciones de los médicos. Cada médico tiene su propia brújula moral que influye en cómo abordan los dilemas éticos. Los valores como la compasión, la empatía y la justicia son fundamentales en la moral médica. Sin embargo, es importante reconocer que estos valores pueden variar entre diferentes médicos y culturas, lo que a menudo agrega complejidad al conflicto entre el deber y la moral.

El conflicto entre el deber y la moral en la práctica médica surge cuando los médicos se encuentran en situaciones en las que lo que se espera de ellos desde el punto de vista ético o legal entra en conflicto con sus propias convicciones morales. Un ejemplo clásico de este conflicto es el caso de un médico que se enfrenta a un paciente que desea un tratamiento médico que va en contra de las creencias religiosas del médico, como un aborto o una terapia de reasignación de género.

Otro ejemplo común es la asignación de recursos limitados, como órganos para trasplantes o equipos médicos costosos, donde los médicos pueden verse obligados a tomar decisiones difíciles sobre quién recibirá el tratamiento. Este tipo de decisiones plantea cuestiones morales relacionadas con la justicia y la equidad, ya que los médicos deben equilibrar el bienestar de un paciente individual con el bienestar de la comunidad en su conjunto.

## CAUSAS DEL CONFLICTO

El conflicto entre el deber y la moral en la práctica médica puede ser causado por una serie de factores. En primer lugar, las diferencias culturales y religiosas pueden llevar a algunos médicos a enfrentar dilemas éticos diversos. Lo que una persona considera moralmente aceptable, otra puede verlo como inaceptable.

En segundo lugar, los avances tecnológicos en la medicina han planteado nuevos dilemas éticos. La capacidad de prolongar la vida de pacientes en estado crítico o de modificar genéticamente embriones humanos plantea preguntas fundamentales sobre hasta dónde debe llegar la medicina en la búsqueda del bienestar del paciente.

En tercer lugar, la presión económica y la falta de recursos en el sistema de salud pueden forzar a los médicos a tomar decisiones difíciles, como racionar el acceso a ciertos tratamientos. Esto puede hacer que los médicos se sientan atrapados entre su deber de brindar la mejor atención posible y su moralidad personal.

El conflicto entre el deber y la moral en la práctica médica tiene importantes implicaciones tanto para los médicos como para los pacientes y la sociedad en general. Puede generar estrés y angustia emocional en los médicos que se enfrentan a dilemas éticos. La sensación de estar en conflicto con las propias convicciones morales puede tener un impacto negativo en la salud mental y el bienestar de los médicos.

Estos conflictos pueden afectar la calidad de la atención médica que reciben los pacientes. Cuando los médicos están divididos entre su deber profesional y sus valores personales, es posible que no brinden la mejor atención posible o que se sientan resentidos hacia los pacientes.

El conflicto entre el deber y la moral también puede erosionar la confianza del público en la profesión médica. Los pacientes confían en que los médicos tomarán decisiones basadas en la evidencia y en principios éticos y cualquier percepción de que los médicos actúan en contra de su propia moralidad puede socavar esta confianza.

## ABORDANDO EL CONFLICTO

La moral de un médico desempeña un papel crítico en la forma en que aborda estos dilemas éticos. Los médicos pueden buscar orientación ética en sus valores personales, en sus creencias religiosas, en sus experiencias clínicas previas y en las directrices profesionales. Sin embargo, es fundamental que cualquier decisión ética se tome con un profundo respeto por la autonomía del paciente y considerando el mejor interés del mismo.

La toma de decisiones éticas en la práctica médica implica un proceso reflexivo y deliberativo. Los médicos deben considerar todas las perspectivas, sopesar los valores en conflicto y buscar el equilibrio ético que mejor sirva a los intereses del paciente y la sociedad. En casos de dilemas éticos complejos, puede ser útil consultar con colegas, comités de ética médica o expertos en ética médica para obtener una perspectiva más amplia y objetiva.

Para abordar el conflicto entre el deber y la moral en la práctica médica, es necesario encontrar un equilibrio entre las obligaciones profesionales y las convicciones personales. Esto puede implicar una serie de estrategias:

1. Reflexión ética. Los médicos deben dedicar tiempo a reflexionar sobre sus propios valores y principios morales y cómo se relacionan con su práctica médica. Esto puede ayudar a anticipar posibles conflictos y a desarrollar estrategias para abordarlos.

2. Comunicación abierta. La comunicación abierta y honesta con los pacientes es esencial. Los médicos deben discutir sus creencias personales de manera respetuosa y empática y trabajar en conjunto con los pacientes para encontrar soluciones que respeten los valores de ambos.

3. Formación continua. Los médicos deben mantenerse actualizados sobre aspectos éticos y legales en la medicina y participar en programas de formación en ética médica para mejorar sus habilidades en la toma de decisiones éticas.

4. Asesoramiento ético. En casos especialmente difíciles, los médicos pueden buscar asesoramiento ético de comités de ética médica o consultores especializados en ética médica.

5. Participación en políticas de salud. Los médicos pueden desempeñar un papel activo en la formulación de políticas de salud y la promoción de cambios en el sistema de salud que aborden la ética profesional, como la distribución justa de recursos.

## *EL DESAFÍO ÉTICO EN LA PRÁCTICA MÉDICA*

El desafío ético en la práctica médica radica en equilibrar la obligación de preservar la vida y la salud de los pacientes con otros principios éticos, como el respeto a la autonomía del paciente y la distribución justa de recursos médicos. Estos dilemas éticos pueden ser especialmente complejos cuando los valores y creencias del médico entran en conflicto con las decisiones de los pacientes o las normas legales y culturales.

Es importante destacar que no existe una respuesta única y universal para estos dilemas éticos. Cada caso debe evaluarse de manera individual, teniendo en cuenta las circunstancias específicas y los valores de todas las partes involucradas.

El deber en la práctica médica de preservar la vida y la salud de los pacientes es uno de los pilares éticos más fundamentales de la medicina. La ética médica se enriquece cuando se consideran todas las perspectivas y se busca el mejor camino posible para garantizar la atención y el bienestar del paciente en el contexto de una sociedad en constante evolución.

La resolución de estos conflictos no solo beneficia a los médicos y pacientes individuales, sino que también contribuye a fortalecer la confianza en la profesión médica y a mejorar la atención médica en su conjunto.

## *DILEMAS ÉTICOS EN LA PRÁCTICA MÉDICA*

La moral en la práctica médica se pone a prueba en situaciones de dilemas éticos. Los dilemas éticos en la práctica médica son inevitables y a menudo desafiantes. Los médicos deben enfrentar decisiones difíciles y delicadas que pueden entrar en conflicto con sus valores personales, las creencias de los pacientes o las normas legales y sociales. En tales situaciones, es esencial que los médicos aborden estos dilemas éticos de manera reflexiva, consulten con colegas y expertos en ética médica y tomen decisiones informadas que respeten la autonomía del paciente y busquen su beneficio.

A continuación, se muestran algunos ejemplos de dilemas éticos en la práctica médica y cómo la moral de los médicos puede influir en su resolución.

Dilema 1: Preservación de la vida y calidad de vida.

Imaginemos a un paciente anciano con una enfermedad terminal que se encuentra en estado crítico. El médico debe decidir si continuar con tratamientos agresivos que prolongarán la vida del paciente, pero con una calidad de vida muy limitada o si debe centrarse en medidas paliativas para mejorar la comodidad del paciente.

Perspectiva Moral. Un médico con una moral orientada hacia la preservación de la vida podría inclinarse hacia continuar con tratamientos agresivos, ya que considera que cualquier prolongación de la vida es valiosa. Por otro lado, un médico que valora la calidad de vida podría optar por medidas paliativas para reducir el sufrimiento del paciente.

Dilema 2: Confidencialidad y divulgación de información.

Un paciente joven consulta a un médico sobre una enfermedad de transmisión sexual. El paciente pide que esta información se mantenga en estricta confidencialidad y que no se divulgue a sus padres.

Perspectiva moral. Un médico que da prioridad a la confidencialidad y el respeto a la autonomía del paciente podría estar inclinado a mantener la información en secreto, respetando la privacidad del paciente. Sin embargo, un médico que priorice la salud y la seguridad del paciente podría considerar divulgar la información a los padres para garantizar que el paciente reciba el tratamiento adecuado y que se tomen medidas para evitar la propagación de la enfermedad.

Dilema 3: Eutanasia y suicidio asistido.

Un paciente terminal sufre un dolor insoportable y solicita la eutanasia o el suicidio asistido, lo cual es ilegal en su país.

Perspectiva Moral. Un médico que valora la autonomía del paciente y el alivio del sufrimiento podría sentir la obligación moral de ayudar al paciente a poner fin a su vida, incluso si eso significa violar la ley. Por otro lado, un médico que considere que la vida es inviolable desde el punto de vista moral podría negarse a participar en la eutanasia o el suicidio asistido.

Dilema 4: Asignación de recursos escasos.

En una unidad de cuidados intensivos durante la pandemia de COVID-19, hay una escasez de ventiladores. El equipo médico debe decidir qué pacientes recibirán acceso a estos dispositivos.

Perspectiva Moral. Un médico que valora la justicia y la equidad podría tomar decisiones basadas en criterios objetivos, como la probabilidad de supervivencia, para garantizar que los recursos se asignen de manera justa. Sin embargo, un médico que priorice la preservación de la vida a toda costa podría verse tentado a asignar ventiladores a pacientes más jóvenes o con menos co-morbilidades.

Dilema 5: Consentimiento.

Un paciente es diagnosticado con una enfermedad grave y se le presenta la opción de participar en un ensayo clínico experimental que tiene riesgos desconocidos. El médico debe obtener el consentimiento del paciente para participar en el estudio.

Perspectiva moral. Un médico que valore la autonomía del paciente podría enfocarse en proporcionar información completa y objetiva sobre los riesgos y beneficios del ensayo clínico, permitiendo que el paciente tome una decisión al respecto. Sin embargo, un médico que esté preocupado por el bienestar del paciente podría ser más cauteloso al presentar la opción del ensayo clínico y podría sentir la responsabilidad de proteger al paciente de riesgos desconocidos.

NOVENA PARTE

# ACTITUD ÉTICA FRENTE A DISTINTOS PACIENTES

# ACTITUD ÉTICA FRENTE A DISTINTOS PACIENTES

La ética en la práctica médica es un tema fundamental que implica tomar decisiones difíciles y trascendentales en la atención de los pacientes. En el contexto actual de la medicina, los médicos y muchos profesionales de la salud en general, se encuentran a menudo frente a situaciones complejas donde deben equilibrar múltiples consideraciones éticas al proporcionar atención a pacientes con diversas patologías. La atención médica no se trata solo de diagnóstico y tratamiento, sino también de proporcionar un apoyo ético y humano que refleje los valores fundamentales de la profesión médica.

Los médicos deben enfrentar diversas situaciones y desafíos en su carrera y uno de los aspectos más cruciales es cómo abordan las diferencias en las condiciones de salud de sus pacientes.

La relación médico-paciente es una de las conexiones más íntimas y delicadas en la práctica de la medicina. Los médicos no solo se encargan de diagnosticar y tratar enfermedades, sino que también tienen la responsabilidad de brindar apoyo emocional y comprensión a sus pacientes. Cada paciente es único y presenta sus propios desafíos médicos y emocionales. En este sentido, es esencial que los médicos aborden a cada paciente de manera ética y respetuosa, sin importar la naturaleza de su enfermedad.

Las Infecciones de Transmisión Sexual (ITS) son una realidad común en la sociedad actual y los pacientes que las padecen pueden enfrentar sentimientos de vergüenza, estigmatización y miedo al juicio de los demás. En este contexto, la ética médica exige que el médico demuestre empatía y comprensión hacia el paciente. El médico debe crear un ambiente seguro y confidencial en el que el paciente se sienta cómodo compartiendo información sobre su salud sexual.

La actitud ética y profesional de un médico frente a un paciente en situación de calle es otro aspecto importante que debe ser considerado en el marco de la ética médica. Este debe caracterizarse por el respeto, la empatía y la atención integral. El médico debe reconocer la dignidad del paciente, tratándolo con cortesía y consideración y garantizando el acceso igualitario a la atención médica sin discriminación. La confidencialidad de la información médica y el respeto a la privacidad son fundamentales. Además, se debe adoptar un enfoque integral, considerando no solo las necesidades médicas inmediatas, sino también abordando aspectos sociales, psicológicos y económicos. Colaborar con otros profesionales y servicios sociales, ser culturalmente sensible y demostrar empatía y compasión son aspectos cruciales para brindar una atención ética y profesional a estos pacientes.

En el caso de un paciente con cáncer, la actitud ética del médico se vuelve aún más crucial. El cáncer es una enfermedad devastadora que puede tener un impacto profundo en la vida de un paciente y sus seres queridos. El médico debe abordar al paciente con empatía y compasión, brindando apoyo emocional en un momento en que el paciente puede estar experimentando miedo, ansiedad y angustia. La ética médica dicta que el médico debe comunicar de manera clara y honesta el diagnóstico, el pronóstico y las opciones de tratamiento disponibles.

Además, en el caso del paciente con cáncer, la toma de decisiones compartidas es esencial. Esto significa que el médico debe trabajar en colaboración con el paciente para elaborar un plan de tratamiento que tenga en cuenta las preferencias y valores del paciente. La ética médica reconoce que cada paciente es único y que lo que es adecuado para uno puede no serlo para otro. Por lo tanto, el médico debe respetar la autonomía del paciente y garantizar que este esté plenamente informado para tomar decisiones informadas sobre su atención médica.

En cuanto al paciente con una enfermedad terminal, se plantea desafíos éticos especiales para el médico. En este caso, la ética médica exige una atención centrada en el paciente, que se concentre en mejorar la calidad de vida y aliviar el sufrimiento del paciente. El médico debe ser honesto sobre el pronóstico y las opciones de tratamiento, pero también debe ofrecer apoyo emocional y espiritual al paciente y su familia.

La ética médica también destaca la importancia de respetar los deseos del paciente en cuanto a su atención médica al final de la vida. Esto puede incluir decisiones sobre la limitación o retiro de tratamientos médicos que prolongan la vida, como la ventilación mecánica o la reanimación cardiopulmonar. Estas decisiones son profundamente personales y deben ser tomadas en consulta con el paciente, su familia y otros profesionales de la salud, si es necesario.

En resumen, la actitud ética que un médico debe tener frente a pacientes con patologías distintas, como una ITS, cáncer o una enfermedad terminal, se basa en principios fundamentales de empatía, equidad y toma de decisiones compartidas. La ética médica exige que los médicos brinden atención médica de alta calidad, respeten la autonomía del paciente y proporcionen apoyo emocional en momentos de vulnerabilidad. Al comprender y aplicar estos principios éticos, los médicos pueden desempeñar un papel fundamental en el bienestar y la calidad de vida de sus pacientes, sin importar la naturaleza de su enfermedad.

En lo sucesivo, se abordará detalladamente la situación particular de éstos cuatro tipos de pacientes en diferentes escenarios médicos: un paciente con una infección de transmisión sexual (ITS), un paciente en situación de calle, un paciente con cáncer y un paciente con una enfermedad terminal. Analizaremos los principios éticos fundamentales que deben guiar la atención médica en estos casos, destacando la importancia de la empatía, la equidad y la toma de decisiones compartidas.

## *ACTITUD ÉTICA FRENTE A UN PACIENTE CON ITS*

La relación entre un médico y su paciente es una de las más importantes y delicadas en la atención médica. En el caso de pacientes con Infecciones de Transmisión Sexual (ITS), esta relación adquiere una dimensión particularmente delicada debido a la naturaleza sensible de la enfermedad y las implicaciones éticas que conlleva. A continuación, exploraremos la actitud ética que debe asumir un médico frente a un paciente con una ITS, centrándonos en cuatro aspectos fundamentales: confidencialidad, respeto por la privacidad, educación sobre la prevención y el tratamiento, y la no estigmatización ni discriminación.

La confidencialidad es uno de los principios éticos más esenciales en la relación médico-paciente. Garantizar que la información del paciente se mantenga en secreto es crucial para construir la confianza y promover un ambiente donde los pacientes se sientan cómodos compartiendo información íntima sobre su salud. En el caso de las ITS, la confidencialidad cobra un papel aún más vital debido a las posibles repercusiones sociales y personales.

La confidencialidad es especialmente relevante en el contexto de las ITS, ya que estas enfermedades están asociadas a estigmas y prejuicios en la sociedad. Los pacientes pueden sentir vergüenza, culpa o miedo de ser juzgados, lo que puede llevarlos a ocultar información crucial para su tratamiento y la prevención de la propagación de la ITS. Un médico ético debe garantizar que la información sobre la ITS de un paciente se mantenga en estricta confidencialidad y que no se divulgue sin el consentimiento del paciente.

La importancia de la confidencialidad en el contexto de las ITS no solo se limita a la relación médico-paciente, sino que también tiene implicaciones para la salud pública. La falta de confidencialidad puede disuadir a las personas de buscar tratamiento o realizar pruebas, lo que puede resultar en una propagación continua de las ITS. Por lo tanto, la promoción de la confidencialidad en la atención a pacientes con ITS no solo es un acto ético, sino que también es esencial para el control y la prevención efectiva de estas infecciones.

La confidencialidad en el contexto de las ITS es una cuestión crucial tanto desde el punto de vista ético como de salud pública. Los médicos deben ser conscientes de los estigmas y prejuicios asociados con estas infecciones y estar preparados para abordar las emociones que pueden surgir en los pacientes.

El consentimiento es un componente esencial de la confidencialidad en la atención médica. El médico debe explicar claramente al paciente el propósito de recopilar información sobre su ITS y cómo se utilizará. Además, el paciente debe dar su consentimiento explícito antes de compartir esta información con terceros, como en el caso de notificar a posibles contactos de exposición.

Los registros médicos electrónicos y en papel deben manejarse con extremo cuidado y seguridad para evitar violaciones de la confidencialidad. Los médicos y el personal de salud deben recibir capacitación adecuada sobre la importancia de la protección de datos y la confidencialidad de la información de estos pacientes.

El respeto por la privacidad se relaciona estrechamente con la confidencialidad, pero va más allá al enfatizar el derecho del paciente a mantener sus asuntos médicos en privado. Un médico ético debe respetar la privacidad de los pacientes en todas las etapas de la atención médica.

Es esencial crear un entorno de atención médica en el que los pacientes con ITS se sientan cómodos para hablar abierta y honestamente sobre su salud sexual. Esto incluye proporcionar espacios privados para las consultas, asegurarse de que las conversaciones no puedan ser escuchadas por otros pacientes o personal y respetar el espacio físico del paciente.

El médico debe utilizar un lenguaje respetuoso y no estigmatizante al hablar sobre las ITS. La elección de palabras y la tonalidad de la comunicación pueden tener un impacto significativo en cómo se siente el paciente y en su disposición a buscar tratamiento y educación.

La educación sobre la prevención y el tratamiento de las ITS es una responsabilidad fundamental de los médicos. Los pacientes deben comprender completamente su enfermedad, cómo se transmite, las opciones de tratamiento disponibles y cómo prevenirla en el futuro.

El médico debe proporcionar información precisa y fácil de entender sobre la ITS, incluyendo sus síntomas, métodos de transmisión y opciones de tratamiento. Es importante que el paciente comprenda plenamente su condición y las medidas que debe tomar para su cuidado y prevención.

Además de proporcionar información, el médico debe promover prácticas sexuales seguras, como el uso de preservativos y la realización regular de pruebas de ITS, especialmente para aquellos en grupos de alto riesgo. Esta educación no solo beneficia al paciente en cuestión, sino que también contribuye a la prevención de la propagación de las ITS en la comunidad.

La estigmatización y la discriminación son problemas significativos que enfrentan las personas que viven con ITS.

Un médico ético debe ser consciente de estos problemas y tomar medidas para combatirlos.

Los médicos deben abstenerse de emitir juicios morales sobre los pacientes con ITS. En lugar de culpar o avergonzar a los pacientes, deben ofrecer apoyo y comprensión. Los pacientes deben sentirse seguros al hablar sobre su situación sin temor a ser estigmatizados.

En primer lugar, es esencial comprender que las ITS no son el resultado exclusivo de una "mala conducta" o "comportamiento irresponsable". Pueden afectar a cualquier persona, independientemente de su edad, género, orientación sexual o estado civil. En algunos casos, las ITS pueden transmitirse incluso en situaciones en las que se han tomado precauciones adecuadas. Por lo tanto, etiquetar a un paciente con ITS como "culpable" o "inmoral" es injusto y no refleja la realidad de la transmisión de estas infecciones.

Un médico ético debe adoptar una actitud comprensiva y empática hacia los pacientes con ITS. Debe recordar que su papel principal es proporcionar atención médica basada en la evidencia científica y en las mejores prácticas clínicas, independientemente de cómo el paciente haya adquirido la infección. La prioridad debe ser el bienestar del paciente y la prevención de complicaciones futuras.

La abstención de emitir juicios morales es un principio ético fundamental en la atención a pacientes con ITS. Los médicos deben recordar que su responsabilidad principal es proporcionar atención médica de calidad, comprensiva y libre de prejuicios. La empatía, la educación y la promoción de la prevención son herramientas esenciales para abordar de manera efectiva las ITS y garantizar la atención y el respeto a todos los pacientes, independientemente de su situación médica o de vida.

Es fundamental que los médicos no discriminen a los pacientes basándose en su condición de ITS, género, orientación sexual, raza, religión u otra característica personal. Todos los pacientes tienen derecho a una atención médica justa y equitativa.

La actitud ética que un médico debe asumir frente a un paciente con una infección de transmisión sexual es fundamental para proporcionar una atención médica de calidad y promover la salud pública.

Los médicos tienen la responsabilidad de crear un entorno de atención que fomente la confianza y la comunicación abierta con los pacientes de ITS, donde las preocupaciones sobre la privacidad y el estigma pueden ser especialmente pronunciadas. Al garantizar la confidencialidad, respetar la privacidad, proporcionar educación precisa y no juzgar a los pacientes, los médicos pueden desempeñar un papel crucial en el tratamiento de las ITS y la prevención de su propagación.

La lucha contra el estigma y la discriminación en la atención médica es esencial para garantizar que todos los pacientes reciban la atención que necesitan sin temor a represalias o juicios negativos.

La confidencialidad es una piedra angular de la relación médico-paciente, pero su importancia se magnifica significativamente en el contexto de las Infecciones de Transmisión Sexual (ITS) por su naturaleza íntima y su asociación con la actividad sexual.

Las personas diagnosticadas con una ITS pueden experimentar una amplia gama de emociones, incluyendo vergüenza, culpa y miedo. La vergüenza y la culpa pueden surgir de la percepción de que han cometido un error o se han involucrado en comportamientos de riesgo. El miedo, por otro lado, puede estar relacionado con la posibilidad de ser juzgado por amigos, familiares o la sociedad en general.

Un médico ético y comprensivo debe ser plenamente consciente de estas posibles reacciones emocionales por parte de los pacientes con ITS. Debe estar preparado para abordar estas emociones de manera empática y sin emitir juicios. El objetivo es crear un ambiente de consulta donde el paciente se sienta seguro y respetado, lo que fomentará la apertura y la honestidad en la comunicación.

El médico debe informar al paciente sobre la importancia de la confidencialidad y cómo se aplica en su práctica médica. Debe explicar que la información relacionada con su ITS no será compartida sin su consentimiento expreso. Esto es especialmente relevante en situaciones en las que se debe notificar a los posibles contactos de exposición. El paciente debe ser plenamente consciente de cómo se manejará esta información y tener la oportunidad de dar su consentimiento antes de que se realice cualquier acción que pueda implicar la divulgación de su estado de salud.

A continuación, algunos ejemplos de comportamiento ético frente a pacientes con ITS, enfatizando lo que no se debe hacer y las recomendaciones en cada caso.

Caso 1. Adulta joven con condiloma acuminado.

Descripción del caso: Una joven adulta acude al consultorio médico con condilomas acuminados, una ITS que causa verrugas genitales. La paciente se siente avergonzada y preocupada por la estigmatización.

Lo que no se debe hacer desde la ética médica:

No se debe juzgar ni estigmatizar a la paciente debido a su condición. No se deben hacer comentarios despectivos ni discriminatorios. Tampoco se debe revelar la información médica de la paciente sin su consentimiento.

Recomendaciones:

1. Brindar un entorno acogedor y de apoyo para que la paciente se sienta cómoda y segura.

2. Mantener la confidencialidad de la paciente y no divulgar su diagnóstico sin su permiso.

3. Ofrecer información completa sobre la infección, las opciones de tratamiento y cómo prevenir la transmisión.

4. Asegurarse de que la paciente comprenda la importancia del seguimiento médico y la prevención de futuras infecciones.

Caso 2. Paciente homosexual no declarado portador de VIH.

Descripción del caso: Un paciente homosexual que no ha revelado su orientación sexual ni su estado de VIH a su médico.

Lo que no se debe hacer desde la ética médica:

No se debe forzar al paciente a revelar su orientación sexual ni su estado de VIH. No se debe discriminar ni tratar al paciente de manera diferente debido a su orientación sexual.

Recomendaciones:

1. Respetar la autonomía del paciente y su derecho a la privacidad.

2. Ofrecer un ambiente seguro y sin prejuicios para que el paciente se sienta cómodo compartiendo información importante.

3. Proporcionar pruebas de VIH y asesoramiento de manera regular, alentar el uso de preservativos y promover la adherencia al tratamiento si es necesario.

4. Fomentar la apertura en la relación médico-paciente para garantizar una atención efectiva y de calidad.

Caso 3. Adolescente femenina con uretritis gonocócica.

Descripción del caso: Una adolescente femenina presenta síntomas de uretritis gonocócica, pero no quiere que sus padres se enteren de su condición.

Lo que no se debe hacer desde la ética médica:

No se debe revelar la información médica de la adolescente a sus padres sin su permiso, a menos que exista un riesgo inminente para su salud. No se debe juzgar ni avergonzar a la paciente por su situación.

Recomendaciones:

1. Respetar el derecho a la confidencialidad de la adolescente, de acuerdo con las leyes y regulaciones locales.

2. Ofrecer un ambiente seguro y confidencial para que la paciente pueda hablar libremente sobre sus preocupaciones y comportamientos sexuales.

3. Brindar tratamiento y educación sobre la prevención de ITS de manera apropiada para su edad.

4. Si se sospecha abuso sexual o existe un riesgo real para la salud de la adolescente, buscar asesoramiento ético y legal para tomar decisiones adecuadas.

Caso 4. Embarazada con sífilis.

Descripción del caso: Una mujer embarazada ha sido diagnosticada con sífilis, una ITS que afecta no solo a la madre, también al feto.

Lo que no se debe hacer desde la ética médica:

No se debe negar el tratamiento o la atención prenatal adecuada a la embarazada. La falta de tratamiento puede causar daño al feto y a la madre.

Recomendaciones:

1. Proporcionar tratamiento inmediato y adecuado para la sífilis durante el embarazo para prevenir complicaciones en el feto.

2. Ofrecer asesoramiento y apoyo emocional a la paciente durante este período estresante.

3. Educar a la paciente sobre la importancia de completar el tratamiento y seguir las recomendaciones médicas para garantizar la salud del bebé.

4. Coordinar la atención con un equipo multidisciplinario si es necesario, incluyendo obstetras, infectólogos y pediatras.

Caso 5. Adulto mayor portador de herpes genital.

Descripción del caso: Un adulto mayor ha sido diagnosticado con herpes genital, una ITS que puede causar molestias y complicaciones.

Lo que no se debe hacer desde la ética médica:

No se debe estigmatizar ni discriminar al paciente debido a su edad ni a su condición médica. No se deben hacer comentarios despectivos ni tratar al paciente de manera diferente.

Recomendaciones:

1. Tratar al paciente con respeto y dignidad, independientemente de su edad o condición médica.

2. Proporcionar información clara sobre el herpes genital, sus síntomas y opciones de tratamiento.

3. Abordar las preocupaciones específicas del adulto mayor, como la gestión del dolor, la prevención de brotes y la calidad de vida.

4. Fomentar la comunicación abierta entre el médico y el paciente para abordar cualquier inquietud o pregunta que pueda tener.

## ACTITUD ÉTICA FRENTE AL PACIENTE EN SITUACIÓN DE CALLE

La atención médica es un derecho fundamental que debe estar al alcance de todos los individuos, independientemente de su situación socioeconómica o de vivienda. Sin embargo, en la sociedad actual, existen grupos de personas que se enfrentan a barreras significativas para acceder a la atención médica, entre ellos, aquellos que se encuentran en situación de calle. En este sentido, se abordará la actitud ética que debe asumir un médico al tratar a pacientes en situación de calle en establecimientos de salud, considerando las complejidades y desafíos que enfrentan estas personas. Tres aspectos cruciales serán considerados: la atención médica compasiva e igualitaria, la relación médico-paciente basada en el respeto y la promoción de la inclusión social, y el acceso a la atención médica. Pero antes, es pertinente definir quienes son estas personas y a que grupo pertenecen.

Las personas en situación de calle, a veces también denominadas "personas sin hogar" o "personas sin vivienda", son individuos que carecen de una residencia segura y adecuada en la que puedan vivir de forma permanente. Estas personas pueden encontrarse en diversas situaciones y tener diferentes motivos por los cuales no tienen un lugar estable donde vivir. A continuación, se describen algunos de los grupos de personas que suelen estar en situación de calle:

1. Personas sin hogar crónicas. Este grupo incluye a aquellas personas que han estado viviendo en la calle durante

un período prolongado, a veces durante años. Suelen enfrentar problemas de salud mental, adicciones o discapacidades que les dificultan encontrar una vivienda permanente.

2. Personas sin hogar ocasionales. Estas personas pueden experimentar la falta de vivienda de manera temporal debido a crisis económicas, pérdida de empleo, desalojos u otras circunstancias inesperadas. Su situación de falta de vivienda es a menudo de corta duración y pueden encontrar una vivienda nuevamente.

3. Familias sin hogar. Las familias con niños que no tienen un lugar estable donde vivir también pueden estar en situación de calle. Esto puede deberse a la falta de vivienda a largo plazo o a circunstancias temporales que los dejan sin un techo adecuado.

4. Jóvenes sin hogar. Los jóvenes y adolescentes que no tienen un lugar seguro para vivir son considerados personas en situación de calle. Pueden haber huido de situaciones de abuso familiar, enfrentar problemas de adicción o haber sido expulsados de sus hogares.

5. Personas mayores sin hogar. Las personas mayores que se encuentran en situación de calle pueden enfrentar desafíos adicionales debido a la edad, la salud deteriorada y la falta de recursos adecuados.

6. Personas con problemas de salud mental. Las personas que luchan con trastornos de salud mental pueden ser más propensas a la falta de vivienda debido a las barreras que enfrentan para mantener una vivienda estable.

7. Veteranos sin hogar. Los veteranos de las fuerzas armadas que no tienen un lugar donde vivir son un grupo particularmente preocupante en muchas sociedades. Pueden enfrentar problemas de salud mental, adicciones y falta de recursos para reintegrarse en la vida civil.

8. Personas afectadas por desastres naturales o crisis humanitarias. Las personas que se ven desplazadas debido a desastres naturales, conflictos armados u otras crisis humanitarias pueden encontrarse en situación de calle temporalmente mientras buscan refugio y seguridad.

9. Niños de la calle. Los niños y adolescentes que viven en las calles, a menudo sin supervisión adulta y sin un lugar seguro para vivir, se consideran niños de la calle. Esta es una situación particularmente vulnerable y peligrosa.

Es importante destacar que las personas en situación de calle son una población diversa con diversas necesidades y desafíos. Abordar la falta de vivienda de manera ética y compasiva implica considerar la situación individual de cada persona y brindarles acceso a recursos y servicios que puedan ayudarles a salir de la calle y mejorar su calidad de vida.

Atención médica compasiva e igualitaria.

La ética médica exige que todos los pacientes reciban atención médica de calidad, independientemente de su estatus social o de vivienda. Cuando se trata de pacientes en situación de calle, es esencial que los médicos adopten una actitud compasiva y se esfuercen por superar las barreras que pueden dificultar su acceso a la atención médica. Debemos considerar los siguientes aspectos:

a. Dificultades de acceso a la atención médica.

Las personas en situación de calle a menudo enfrentan desafíos significativos para acceder a la atención médica. Pueden carecer de seguro médico, tener limitaciones de movilidad o enfrentar barreras de estigma y discriminación en los establecimientos de salud. Los médicos éticos deben ser conscientes de estas barreras y estar dispuestos a superarlas.

b. La importancia de la atención preventiva.

La atención médica para las personas en situación de calle no debe limitarse a la atención de emergencia. Los médicos deben reconocer la importancia de la atención preventiva, que puede ayudar a evitar la progresión de enfermedades y mejorar la calidad de vida de estos pacientes. Esto incluye la promoción de prácticas de higiene y salud, así como la vacunación y el acceso a chequeos regulares.

c. Tratamiento centrado en el paciente.

Cada paciente en situación de calle es único y el médico debe tomar en cuenta sus necesidades individuales. Esto implica un enfoque de tratamiento centrado en el paciente, donde se escuche y respete la voz del paciente en la toma de decisiones sobre su atención médica. La empatía y la comprensión son esenciales para construir una relación médico-paciente sólida.

Relación médico-paciente basada en el respeto.

La relación médico-paciente es un pilar fundamental de la atención médica ética. Cuando se trata de pacientes en situación de calle, esta relación debe basarse en el respeto mutuo, la confianza y la dignidad. Se considera:

a. Abordar el estigma y la discriminación.

Los pacientes en situación de calle a menudo enfrentan estigma y discriminación debido a su estado de vivienda. Los médicos deben estar conscientes de estas barreras y esforzarse por brindar un trato equitativo y sin prejuicios. Esto incluye evitar juicios sobre las circunstancias de vida del paciente y tratarlos con el mismo respeto que a cualquier otro paciente.

b. Fomentar una comunicación abierta y respetuosa.

La comunicación entre el médico y el paciente en situación de calle debe ser abierta y respetuosa. Es fundamental que el paciente se sienta escuchado y comprendido. El médico debe estar dispuesto a escuchar las preocupaciones del paciente y a responder a sus preguntas de manera comprensible.

c. Respetar la autonomía del paciente.

La autonomía del paciente debe ser respetada en todo momento. Esto implica permitir que el paciente tome decisiones informadas sobre su atención médica, incluso si esas decisiones pueden diferir de las recomendaciones médicas. El médico debe proporcionar información adecuada y apoyar las decisiones del paciente, siempre y cuando no haya un riesgo inminente para su salud.

Promoción de la inclusión social y el acceso a la atención médica.

Los médicos tienen un papel importante en la promoción de la inclusión social y el acceso equitativo a la atención médica para las personas en situación de calle. A saber:

a. Abogacía y concienciación

Los médicos pueden desempeñar un papel crucial en la concienciación sobre las necesidades de las personas en situación de calle y en la promoción de políticas y servicios de salud que aborden estas necesidades. La abogacía por una atención médica equitativa y el apoyo a organizaciones que trabajan con personas en situación de calle son pasos importantes en esta dirección.

b. Colaboración interdisciplinaria

La atención a pacientes en situación de calle a menudo requiere una colaboración interdisciplinaria entre profesionales de la salud, trabajadores sociales, consejeros y otros especialistas. El médico debe estar dispuesto a colaborar estrechamente con otros profesionales para abordar las complejas necesidades de estos pacientes.

c. Acceso a servicios sociales y de vivienda

Además de la atención médica, las personas en situación de calle pueden necesitar acceso a servicios sociales y de vivienda. Los médicos pueden desempeñar un papel en la derivación de pacientes a organizaciones que ofrecen estos servicios y en la búsqueda de soluciones a largo plazo para su bienestar.

La actitud ética del médico ante pacientes en situación de calle atendidos en establecimientos de salud es fundamental para garantizar que estos individuos reciban la atención médica y el respeto que merecen. La atención médica compasiva e igualitaria, la relación médico-paciente basada en el respeto y la promoción de la inclusión social y el acceso a la atención médica son principios fundamentales que deben guiar la actuación de los médicos en esta área. Al adoptar esta actitud ética, los médicos pueden desempeñar un papel crucial en la mejora de la salud y el bienestar de las personas en situación de calle y en la construcción de una sociedad más justa y compasiva en su conjunto. La ética médica no solo se trata de la ciencia y la tecnología, sino también de la humanidad y la compasión en la atención a los más vulnerables de nuestra sociedad.

A continuación, algunos ejemplos de comportamiento ético frente a pacientes en situación de calle, enfatizando lo que no se debe hacer y las recomendaciones en cada caso.

Caso 1. Indigente de 40 años con miasis.

Descripción del caso: Un indigente de 40 años está sufriendo de miasis (infección por larvas) debido a la falta de higiene y atención médica en su situación de calle.

Lo que no se debe hacer desde la ética médica:

Ignorar o rechazar al paciente debido a su estado de indigencia.

Tratar al paciente de manera intolerante, intransigente o deshumanizante.

No proporcionar atención médica adecuada y tratamiento para la miasis.

No considerar las posibles causas subyacentes de la situación de indigencia.

Recomendaciones:

1. Brindar atención médica compasiva y respetuosa, independientemente del estatus socioeconómico del paciente.

2. Tratar la miasis de manera adecuada y garantizar un seguimiento si es necesario.

3. Evaluar y abordar las necesidades básicas del paciente, como la vivienda y el acceso a servicios sociales.

4. Trabajar en colaboración con organizaciones locales de ayuda a personas sin hogar para brindar apoyo continuo.

Caso 2. Adulto mayor de 75 años con demencia senil.

Descripción: Un adulto mayor de 75 años con demencia senil se encuentra en situación de calle, sin acceso a atención médica ni cuidados adecuados.

Lo que no se debe hacer desde la ética médica:

Ignorar la situación del paciente debido a su edad avanzada o estado de indigencia y actuar con desconsideración.

Omitir buscar opciones de cuidado y apoyo para el paciente.

No proporcionar atención médica oportuna y apropiada para la demencia.

Recomendaciones:

1. Evaluar la capacidad del paciente para tomar decisiones y buscar la asistencia de un tutor legal si es necesario.

2. Coordinar con servicios sociales y refugios para encontrar un entorno más seguro para el paciente.

3. Proporcionar atención médica y psicológica adecuada para el tratamiento de la demencia.

4. Considerar la posibilidad de ingresar al paciente en un centro de atención especializado si es necesario.

Caso 3. Embarazada de 35 años adicta a estupefacientes que inicia trabajo de parto.

Descripción: Una mujer embarazada de 35 años, adicta a estupefacientes y en situación de calle, comienza el trabajo de parto en la calle.

Lo que no se debe hacer desde la ética médica:

Negar atención médica a la paciente debido a su adicción o situación de calle.

No proporcionar atención prenatal adecuada durante el embarazo.

No considerar las posibles complicaciones para el bebé debido a la adicción de la madre.

No abordar las necesidades de desintoxicación y rehabilitación de la madre.

Recomendaciones:

1. Proporcionar atención médica urgente durante el trabajo de parto para garantizar la seguridad de la madre y el bebé.

2. Evaluar y abordar las necesidades de desintoxicación de la madre en colaboración con especialistas en adicciones.

3. Coordinar con servicios sociales y organizaciones que ayudan a personas sin hogar para ofrecer un entorno seguro para la madre y el bebé.

4. Proporcionar apoyo a largo plazo para la rehabilitación y el cuidado del bebé, considerando el bienestar de ambos.

Caso 4. Hombre de 27 años adicto al alcohol con herida cortante.

Descripción: Un hombre de 27 años, adicto al alcohol y sin hogar, presenta una herida cortante en su cuerpo.

Lo que no se debe hacer desde la ética médica:

Juzgar o estigmatizar al paciente debido a su adicción o situación de calle.

No proporcionar atención médica adecuada para la herida.

Ignorar la necesidad de abordar la adicción y brindar apoyo para la recuperación.

Recomendaciones:

1. Proporcionar atención médica inmediata para tratar la herida y prevenir infecciones.

2. Abordar la adicción del paciente con compasión y ofrecer opciones de tratamiento y rehabilitación.

3. Coordinar con organizaciones locales de ayuda a personas sin hogar para proporcionar refugio y apoyo continuo.

4. Fomentar la comunicación abierta y el entendimiento mutuo con el paciente para facilitar su acceso a la atención médica y la recuperación.

Caso 5. Adolescente masculino de 16 años adicto a drogas presenta una crisis con alucinaciones.

Descripción del Caso: Un adolescente de 16 años, adicto a drogas, experimenta alucinaciones y necesita atención psiquiátrica.

Lo que no se debe hacer desde la ética médica:

Ignorar su situación debido a su adicción

No abordar sus necesidades de salud mental.

Recomendaciones:

Evaluar su estado mental

1. Brindar tratamiento psiquiátrico adecuado

2. Considerar la derivación a programas de tratamiento de adicciones.

3. Proporcionar apoyo para su bienestar general.

En todos estos casos, es esencial que los profesionales de la salud aborden las necesidades médicas y de salud mental de las personas en situación de calle sin prejuicios, siguiendo los principios éticos de beneficencia, no maleficencia, autonomía y justicia. Además, trabajar en colaboración con organizaciones y servicios sociales es fundamental para abordar los desafíos a largo plazo relacionados con la falta de vivienda y las adicciones.

## ACTITUD ÉTICA FRENTE AL PACIENTE CON CÁNCER

La relación entre un médico y un paciente es una de las conexiones humanas más profundas y significativas. Cuando se trata de pacientes con cáncer, esta relación adquiere una dimensión particularmente compleja, dada la naturaleza devastadora de la enfermedad y las implicaciones éticas que surgen en el proceso de atención médica. En este ensayo, exploraremos la actitud ética que debe asumir un médico frente a un paciente con cáncer, centrándonos en tres aspectos fundamentales: la comunicación compasiva y empática, el apoyo emocional y psicológico y un enfoque de tratamiento centrado en el paciente y sus necesidades.

La comunicación compasiva y empática es esencial en la atención médica, pero adquiere una importancia aún mayor cuando se trata de pacientes con cáncer. Enfrentar un diagnóstico de cáncer es un momento emocionalmente abrumador para el paciente y sus seres queridos. El médico debe ser capaz de transmitir información crítica con sensibilidad y empatía.

La noticia de un diagnóstico de cáncer puede causar una profunda angustia emocional. Los pacientes pueden sentir miedo, ansiedad, tristeza y confusión. En este contexto, un médico compasivo y empático puede marcar la diferencia en la experiencia del paciente. La empatía se relaciona con la capacidad del médico para ponerse en el lugar del paciente, comprender sus emociones y mostrar una genuina preocupación por su bienestar.

El médico debe abordar el diagnóstico de cáncer con sensibilidad y claridad. Debe proporcionar información precisa y comprensible sobre la enfermedad, el pronóstico y las opciones de tratamiento. Al mismo tiempo, debe estar preparado para responder a las preguntas del paciente y brindar apoyo emocional para ayudar al paciente a procesar la noticia.

Es fundamental para el médico crear un ambiente de consulta en el que el paciente se sienta seguro y cómodo compartiendo sus preocupaciones, miedos y deseos. Fomentar una comunicación abierta y honesta es esencial para tomar decisiones informadas sobre el tratamiento y el cuidado.

El cáncer no solo afecta al cuerpo físicamente, sino que también tiene un profundo impacto en el bienestar emocional y psicológico del paciente. Un médico ético debe estar dispuesto a brindar apoyo emocional y psicológico a lo largo de todo el proceso de tratamiento.

El médico debe comprender que el cáncer puede causar una amplia gama de respuestas emocionales en el paciente, que van desde el miedo y la tristeza hasta la ira y la ansiedad. Cada paciente es único y experimenta el cáncer de manera diferente. El médico debe estar preparado para adaptarse a las necesidades emocionales de cada paciente.

Es importante que el médico esté al tanto de los recursos de apoyo disponibles para los pacientes con cáncer, como grupos de apoyo, consejería psicológica y servicios de oncología integral. Derivar al paciente a estos recursos puede ser crucial para ayudarlo a lidiar con las dimensiones emocionales de su enfermedad.

El apoyo emocional no debe ser limitado solo al diagnóstico inicial. Un médico ético debe mantener una relación de apoyo a largo plazo con el paciente, brindando apoyo continuo a medida que el paciente avanza en su viaje de tratamiento y recuperación. Esto implica estar disponible para escuchar, responder a preguntas y ofrecer consuelo en los momentos difíciles.

Un enfoque de tratamiento centrado en el paciente se basa en la premisa de que cada paciente es único y tiene necesidades específicas. En el contexto del cáncer, esto implica considerar no solo los aspectos médicos de la enfermedad, sino también las preferencias, valores y objetivos del paciente.

El médico debe respetar la autonomía del paciente y su capacidad para tomar decisiones sobre su tratamiento. Esto implica proporcionar información completa y comprensible sobre las opciones de tratamiento, los beneficios y los posibles efectos secundarios y permitir que el paciente participe activamente en la toma de decisiones.

El tratamiento del cáncer es a menudo multidisciplinario, involucrando a diferentes especialistas médicos, como oncólogos, cirujanos y radioterapeutas, así como a profesionales de la salud mental y de apoyo. Un médico ético debe colaborar estrechamente con otros miembros del equipo de atención médica para garantizar que el paciente reciba una atención integral que aborde todas sus necesidades médicas, emocionales y psicológicas.

El médico debe considerar la calidad de vida del paciente al tomar decisiones sobre el tratamiento. Esto implica evaluar los beneficios y los riesgos de cada opción de tratamiento en relación con los objetivos y preferencias del paciente. Algunos pacientes pueden optar por tratamientos menos agresivos si eso significa mantener una mejor calidad de vida.

En fin, la actitud ética del médico ante un paciente con cáncer es fundamental para proporcionar una atención médica de calidad y compasiva. La comunicación compasiva y empática establece una base sólida para la relación médico-paciente, permitiendo que el paciente se sienta escuchado y apoyado. El apoyo emocional y psicológico es esencial para ayudar al paciente a enfrentar las dimensiones emocionales del cáncer. Finalmente, un enfoque de tratamiento centrado en el paciente reconoce la singularidad de cada individuo y respeta su capacidad para tomar decisiones informadas sobre su atención médica.

Un médico ético no solo se enfoca en la enfermedad en sí, sino que también considera al paciente como un ser humano completo con necesidades físicas y emocionales. Al adoptar esta actitud ética, los médicos pueden desempeñar un papel crucial en el apoyo y la atención integral de los pacientes con cáncer, brindando alivio en momentos de angustia y contribuyendo a una mejor calidad de vida para quienes enfrentan esta enfermedad desafiante. La ética en la atención médica es más que un conjunto de reglas; es una manifestación de compasión, empatía y respeto por la dignidad y la autonomía del paciente.

A continuación, algunos ejemplos de comportamiento ético frente a pacientes con cáncer, enfatizando lo que no se debe hacer y las recomendaciones en cada caso.

Caso 1. Paciente de 40 años, fumador crónico con cáncer de pulmón.

Descripción del caso: Un hombre de 40 años, fumador crónico, es diagnosticado con cáncer de pulmón en un estado avanzado. La enfermedad se ha extendido y tiene un pronóstico grave.

Lo que no se debe hacer desde la ética médica:

No se debe culpar o juzgar al paciente por su historial de tabaquismo. No se debe retener o negar el tratamiento médico adecuado debido a su hábito de fumar.

Recomendaciones:

1. Proporcionar un enfoque compasivo y sin prejuicios para el tratamiento del cáncer de pulmón.

2. Ofrecer opciones de tratamiento y explicar los posibles beneficios y riesgos de cada una.

3. Brindar apoyo para dejar de fumar y ofrecer recursos para la cesación del tabaquismo.

4. Garantizar que el paciente esté bien informado sobre su enfermedad y opciones de atención, respetando su autonomía en las decisiones médicas.

Caso 2. Femenina de 43 años con cáncer de seno.

Descripción del caso: Una mujer de 43 años es diagnosticada con cáncer de mama en una etapa temprana. Está preocupada por las implicaciones emocionales y físicas del tratamiento.

Lo que no se debe hacer desde la ética médica:

No se debe minimizar ni descartar las preocupaciones emocionales y psicológicas de la paciente. No se debe forzar un enfoque de tratamiento sin tener en cuenta sus preferencias y deseos.

Recomendaciones:

1. Proporcionar apoyo emocional y asesoramiento a la paciente para ayudarla a lidiar con el diagnóstico y el tratamiento.

2. Discutir las opciones de tratamiento disponibles y explicar los efectos secundarios y resultados esperados.

3. Respetar las preferencias de la paciente en cuanto a la cirugía, la radioterapia, la quimioterapia u otros tratamientos.

4. Promover una comunicación abierta y honesta para que la paciente pueda tomar decisiones informadas sobre su atención.

Caso 3. Paciente portador de VIH quien cursa con sarcoma de Kaposi.

Descripción del caso: Un paciente con VIH ha desarrollado sarcoma de Kaposi, un tipo de cáncer de piel relacionado con la inmunosupresión. Está preocupado por la estigmatización y el manejo de ambas condiciones.

Lo que no se debe hacer desde la ética médica:

No se debe estigmatizar ni discriminar al paciente debido a su infección por VIH ni a su sarcoma de Kaposi. No se debe negar el tratamiento debido a prejuicios.

Recomendaciones:

1. Tratar al paciente con respeto y empatía, sin prejuicios por su estado de VIH o su sarcoma.

2. Proporcionar un enfoque integral del tratamiento que aborde tanto el VIH como el sarcoma de Kaposi.

3. Brindar información clara sobre las opciones de tratamiento y los efectos secundarios.

4. Asegurarse de que el paciente reciba apoyo emocional y psicológico para lidiar con las implicaciones de ambas condiciones y la estigmatización potencial.

Caso 4. Adulto mayor con cáncer de próstata.

Descripción del caso: Un hombre de 70 años es diagnosticado con cáncer de próstata en una etapa temprana. Está preocupado por los tratamientos invasivos y las posibles complicaciones debido a su edad.

Lo que no se debe hacer desde la ética médica:

No se debe descartar el tratamiento del cáncer de próstata basándose únicamente en la edad del paciente. No se deben tomar decisiones unilaterales sin tener en cuenta sus preferencias y valores.

Recomendaciones:

1. Evaluar el estado de salud general del paciente y discutir los riesgos y beneficios de las opciones de tratamiento disponibles.

2. Respetar las preferencias del paciente en cuanto a la cirugía, la radioterapia, la vigilancia activa u otros enfoques.

3. Brindar información sobre la calidad de vida después del tratamiento y las expectativas realistas.

4. Fomentar una comunicación abierta y centrada en el paciente para que tome decisiones informadas y personalizadas.

Caso 5. Femenina de 35 años con cáncer de cuello uterino.

Descripción del caso: Una mujer de 35 años es diagnosticada con cáncer de cuello uterino en una etapa avanzada. Está preocupada por la posibilidad de perder la fertilidad y las implicaciones en su vida sexual.

Lo que no se debe hacer desde la ética médica:

No se debe minimizar ni ignorar las preocupaciones de la paciente sobre su fertilidad y su vida sexual. No se debe imponer un enfoque de tratamiento sin considerar sus deseos y necesidades.

Recomendaciones:

1. Proporcionar apoyo psicológico y emocional para ayudar a la paciente a lidiar con el diagnóstico y las preocupaciones sobre la fertilidad y la sexualidad.

2. Discutir las opciones de tratamiento, incluyendo la preservación de la fertilidad, si es posible, y las implicaciones en la vida sexual.

3. Respetar las decisiones de la paciente sobre el tratamiento, teniendo en cuenta sus valores y preferencias.

4. Fomentar la comunicación abierta y colaborativa para que la paciente pueda tomar decisiones informadas y sentirse apoyada en su atención médica.

## ACTITUD ÉTICA FRENTE AL PACIENTE CON ENFERMEDAD TERMINAL

La relación entre un médico y un paciente es uno de los pilares fundamentales de la atención médica. Cuando se trata de pacientes con enfermedades terminales, esta relación se convierte en un desafío ético y emocional excepcionalmente intrincado. La atención a pacientes en etapa terminal exige una actitud ética profundamente compasiva, empática y centrada en el paciente.

En adelante, exploraremos los principios éticos que deben guiar la actuación de los médicos ante pacientes en esta situación, centrándonos en tres aspectos fundamentales: la comunicación honesta y compasiva, el manejo del dolor y el sufrimiento y la promoción de la dignidad y el respeto por las decisiones del paciente.

La comunicación es el puente que conecta a médicos y pacientes y en el contexto de las enfermedades terminales, esta se vuelve aún más crucial. La comunicación honesta y compasiva es esencial para construir una relación de confianza con el paciente y brindar un apoyo adecuado en esta etapa crítica.

El médico enfrenta el desafío de comunicar al paciente el diagnóstico de una enfermedad terminal. Esto puede ser devastador tanto para el paciente como para sus seres queridos. En esta situación, el médico debe emplear una comunicación compasiva, mostrando empatía hacia el impacto emocional del diagnóstico, al tiempo que proporciona información precisa y clara sobre la enfermedad y las opciones de tratamiento disponibles.

Cada paciente es único y algunos pueden desear información detallada sobre su enfermedad y opciones de tratamiento, mientras que otros pueden preferir una comunicación más gradual y suave. Es fundamental que el médico se adapte al ritmo del paciente y esté dispuesto a responder a sus preguntas y necesidades de información de manera individualizada.

El médico debe alentar al paciente a expresar sus deseos, preocupaciones y objetivos para el tiempo que le queda. La toma de decisiones compartida implica que el paciente participe activamente en la elección de tratamientos y cuidados paliativos, teniendo en cuenta sus valores y preferencias.

La gestión del dolor y el sufrimiento es un aspecto crítico en la atención de pacientes con enfermedades terminales. Un médico ético debe esforzarse por aliviar el sufrimiento físico y emocional del paciente, garantizando que reciba el apoyo necesario para mantener su calidad de vida.

La atención médica en enfermedades terminales a menudo se centra en aliviar el dolor y otros síntomas desagradables. El médico debe evaluar y tratar de manera efectiva el dolor, la disnea, la fatiga, las náuseas y otros síntomas que afectan la calidad de vida del paciente. El objetivo es proporcionar alivio y comodidad.

Las enfermedades terminales pueden llevar a la depresión, la ansiedad y otros problemas de salud mental.

El médico debe estar atento a las necesidades emocionales del paciente y cuando sea necesario, derivarlo a profesionales de la salud mental para recibir apoyo adicional. Además, el médico puede proporcionar apoyo emocional y escucha comprensiva, lo que puede tener un impacto significativo en el bienestar del paciente.

Se debe procurar ofrecer cuidados paliativos. Estos cuidados se centran en mejorar la calidad de vida de los pacientes con enfermedades terminales, aliviando el sufrimiento y brindando apoyo físico, emocional y espiritual. Un médico ético debe considerar la derivación del paciente a un equipo de cuidados paliativos y trabajar en colaboración con ellos para garantizar una atención integral que aborde todas las necesidades del paciente.

Promoción de la dignidad y el respeto por las decisiones del paciente.

La dignidad y el respeto por las decisiones del paciente son valores fundamentales en la atención médica de pacientes en etapa terminal. El médico debe reconocer la autonomía del paciente y ayudarlo a tomar decisiones sobre su atención y final de vida.

Cada paciente tiene derecho a tomar decisiones sobre su atención médica, incluso en el final de vida. El médico debe respetar las decisiones del paciente, incluso si difieren de las recomendaciones médicas. Esto implica proporcionar información completa y objetiva para que el paciente pueda tomar decisiones basadas en sus valores y preferencias.

El médico debe discutir la planificación de cuidados avanzados con el paciente, lo que incluye la elaboración de un testamento en vida, la designación de un representante de atención médica y la discusión de deseos de resucitación cardiopulmonar (RCP) y cuidados de soporte vital. Esto permite que el paciente ejerza su autonomía en la toma de decisiones sobre su atención en situaciones críticas.

El médico debe acompañar al paciente en su proceso de morir, garantizando que reciba el apoyo emocional y médico necesario. Esto puede implicar ayudar al paciente a morir con dignidad, si esa es su elección y proporcionar consuelo a la familia.

La actitud ética del médico ante un paciente con enfermedad terminal es un componente esencial de la atención médica de calidad. La comunicación honesta y compasiva establece una base de confianza que permite al paciente participar en decisiones sobre su atención. El manejo del dolor y el sufrimiento es esencial para mejorar la calidad de vida del paciente en sus últimos días. La promoción de la dignidad y el respeto por las decisiones del paciente refleja el respeto fundamental por la autonomía del individuo.

Un médico ético no solo se enfoca en la enfermedad en sí, sino que también considera al paciente en su totalidad, incluyendo sus necesidades emocionales, psicológicas y espirituales. En la atención de pacientes en etapa terminal, la ética en la atención médica se convierte en una expresión de compasión, empatía y respeto por la dignidad humana. Al adoptar esta actitud ética, los médicos pueden brindar apoyo significativo y compasivo en un momento en que sus pacientes más lo necesitan, permitiendo que enfrenten el final de la vida con dignidad y respeto por sus valores y deseos individuales.

A continuación, algunos ejemplos de comportamiento ético frente a pacientes con enfermedad terminal, enfatizando lo que no se debe hacer y las recomendaciones en cada caso.

Caso 1. Paciente de 80 años con Alzheimer y deterioro grave.

Lo que no se debe hacer desde la ética médica:

No se debe dejar al paciente solo en una habitación sin atención médica o social, ya que esto puede llevar al aislamiento y al empeoramiento de su bienestar emocional.

No se debe administrar tratamientos invasivos o dolorosos sin tener en cuenta la calidad de vida y el beneficio real para el paciente.

No se debe descartar las preocupaciones de la familia y las preferencias del paciente en cuanto a su atención y cuidado al final de la vida.

No se debe tomar decisiones unilaterales sin consultar y discutir con un equipo multidisciplinario y sin considerar el alivio de síntomas y el bienestar del paciente.

Recomendaciones:

1. Brindar cuidados paliativos centrados en el alivio de síntomas y el confort del paciente.

2. Mantener una comunicación abierta y honesta con la familia para abordar sus inquietudes y expectativas.

3. Respetar los deseos previamente expresados del paciente en relación con la atención al final de la vida.

4. Proporcionar apoyo emocional y psicológico tanto al paciente como a la familia durante este período difícil.

Caso 2. Paciente de 40 años con insuficiencia renal crónica.

Lo que no se debe hacer desde la ética médica:

No se debe negar el acceso a tratamientos de diálisis o trasplante renal sin una evaluación exhaustiva de las opciones disponibles.

No se debe imponer un enfoque de tratamiento sin discutirlo con el paciente y su familia, teniendo en cuenta sus valores y deseos.

No se debe proporcionar información engañosa o inexacta sobre las opciones de tratamiento y las posibilidades de recuperación.

No se debe minimizar o ignorar las preocupaciones del paciente sobre su calidad de vida y su bienestar emocional.

Recomendaciones:

1. Evaluar las opciones de tratamiento disponibles y discutirlas con el paciente y su familia.

2. Respetar las preferencias del paciente en cuanto a la atención al final de la vida, incluyendo la posibilidad de cuidados paliativos.

3. Brindar apoyo emocional y psicológico tanto al paciente como a la familia.

4. Considerar la opinión de un equipo multidisciplinario para tomar decisiones informadas sobre la atención.

Caso 3. Paciente inconsciente de 25 años con traumatismo craneoencefálico severo.

Lo que no se debe hacer desde la ética médica:

No se debe tomar decisiones unilaterales sobre el tratamiento del paciente sin considerar la opinión de un equipo multidisciplinario y la posible voluntad previamente expresada por el paciente.

No se debe prolongar el sufrimiento del paciente con medidas de soporte vital inapropiadas si se considera que no hay posibilidad de recuperación.

No se debe dejar de proporcionar cuidados de confort y alivio de síntomas al paciente inconsciente.

No se debe excluir o ignorar a la familia en el proceso de toma de decisiones y apoyo emocional.

Recomendaciones:

1. Evaluar la situación clínica y discutir con un equipo multidisciplinario para tomar decisiones éticas sobre el tratamiento.

2. Respetar la voluntad previamente expresada del paciente, si se conoce, o la opinión de la familia en ausencia de directivas anticipadas.

3. Proporcionar cuidados paliativos y alivio de síntomas para garantizar el confort del paciente.

4. Brindar apoyo emocional y asesoramiento a la familia durante este difícil proceso.

Caso 4. Paciente de 35 años con SIDA en etapa avanzada.

Lo que no se debe hacer desde la ética médica:

No se debe estigmatizar ni discriminar al paciente debido a su enfermedad, orientación sexual o estado de VIH.

No se debe negar el acceso a cuidados paliativos o atención al final de la vida debido a prejuicios o estigmatización.

No se debe ocultar información relevante sobre el pronóstico y las opciones de tratamiento al paciente o su familia.

No se debe tomar decisiones unilaterales sobre la atención sin discutir y considerar las preferencias del paciente.

Recomendaciones:

1. Tratar al paciente con respeto y empatía, sin prejuicios.

2. Ofrecer cuidados paliativos y atención centrada en el alivio de síntomas y el confort del paciente.

3. Mantener una comunicación abierta y compasiva para discutir el pronóstico y las opciones de tratamiento.

4. Respetar las decisiones del paciente en relación con su atención al final de la vida y considerar la opinión de un equipo multidisciplinario.

Caso 5. Femenina de 38 años con leucemia.

Lo que no se debe hacer desde la ética médica:

No se debe ocultar información relevante sobre el diagnóstico, el pronóstico y las opciones de tratamiento a la paciente.

No se debe forzar a la paciente a tomar decisiones precipitadas sobre su atención sin darle tiempo para procesar la información y considerar sus opciones.

No se debe minimizar las preocupaciones de la paciente sobre su calidad de vida y su bienestar emocional.

No se debe dejar de proporcionar apoyo emocional y psicológico a la paciente y su familia durante este período difícil.

Recomendaciones:

1. Mantener una comunicación abierta y honesta con la paciente sobre su enfermedad y las opciones de tratamiento disponibles.

2. Respetar el ritmo de toma de decisiones de la paciente y brindar apoyo para que pueda tomar decisiones informadas.

3. Ofrecer cuidados paliativos y apoyo integral para aliviar síntomas y mejorar la calidad de vida.

4. Proporcionar apoyo emocional y psicológico a la paciente y a su familia a lo largo del proceso de atención.

## OTROS CASOS

Con el fin de promover un ejercicio reflexivo, se presenta a continuación la situación de salud de cinco pacientes con detalles precisos sobre su edad y condición física. Se invita al lector a considerar las opciones de atención más adecuadas desde una perspectiva ética profesional para cada caso en particular.

1. Paciente de 65 años con cáncer de pulmón. Se trata de un hombre de 65 años que ha luchado contra el cáncer de pulmón durante varios años. Su condición se ha deteriorado significativamente y su función pulmonar es muy limitada. Está experimentando dificultad para respirar y requiere oxígeno constantemente. Se encuentra en cuidados paliativos en su hogar, donde su principal objetivo es mantenerse cómodo y rodeado de su familia.

2. Paciente de 80 años con enfermedad cardíaca. Una mujer de 80 años ha estado lidiando con una enfermedad cardíaca avanzada durante más de una década. Su condición

cardíaca se ha vuelto tan grave que ya no puede realizar actividades físicas básicas sin experimentar dolor en el pecho y dificultad para respirar. Ha optado por la atención en el hogar con un enfoque en el alivio de síntomas y la calidad de vida en sus últimos días.

3. Paciente con esclerosis lateral amiotrófica (ELA). Un hombre de 45 años ha estado luchando contra la ELA durante varios años y su condición se ha deteriorado significativamente. Ha perdido la capacidad de moverse y comunicarse de manera efectiva. Actualmente, está conectado a un ventilador y recibe atención de cuidados paliativos en un centro especializado en ELA.

4. Paciente de 65 años con enfermedad de Alzheimer. Una mujer de 65 años ha estado lidiando con la enfermedad de Alzheimer en etapa avanzada. Ha perdido la capacidad de reconocer a sus seres queridos y de llevar a cabo actividades cotidianas. Requiere cuidados constantes en una instalación de atención a largo plazo, donde se le brinda apoyo para sus necesidades diarias y se enfoca en su comodidad.

5. Paciente de 70 años con insuficiencia hepática en etapa avanzada. Un hombre de 70 años ha sido diagnosticado con insuficiencia hepática debido a una cirrosis avanzada. Su función hepática está gravemente comprometida, lo que ha llevado a la acumulación de toxinas en su cuerpo. Se encuentra en cuidados paliativos en el hospital, donde se le

proporciona alivio de síntomas y apoyo para su comodidad en lo que definitivamente podrían ser sus últimos días de vida.

# DÉCIMA PARTE
## APOYO Y RECURSOS PARA MÉDICOS

# APOYO Y RECURSOS PARA MÉDICOS

## SERVICIOS DE ASESORAMIENTO ÉTICO

Los servicios de asesoramiento ético son recursos valiosos para los médicos que enfrentan dilemas éticos en su práctica clínica. Estos servicios ofrecen un entorno confidencial donde los médicos pueden discutir sus preocupaciones éticas y recibir orientación de expertos en ética médica. Los asesores éticos están capacitados para ayudar a los médicos a analizar situaciones éticas complicadas y a tomar decisiones éticas informadas.

Los servicios de asesoramiento ético también pueden ayudar a los médicos a lidiar con situaciones emocionalmente desafiantes, como la toma de decisiones al final de la vida o la comunicación de malas noticias a los pacientes y sus familias. Estos servicios pueden estar disponibles a través de hospitales, instituciones médicas o a través de organizaciones profesionales.

## *COMITÉS DE ÉTICA HOSPITALARIA*

Muchos hospitales cuentan con comités de ética hospitalaria que están compuestos por expertos en ética médica, médicos, enfermeras, trabajadores sociales y miembros de la comunidad. Estos comités están diseñados para abordar dilemas éticos en el entorno hospitalario y proporcionar orientación a los médicos y otros profesionales de la salud.

Los comités de ética hospitalaria pueden ayudar en la revisión de casos éticos, la toma de decisiones difíciles sobre el retiro de tratamientos, la asignación de recursos limitados y otros problemas éticos relacionados con la atención médica. También pueden proporcionar capacitación y educación en ética médica a los profesionales de la salud y participar en la formulación de políticas éticas en el hospital.

## ORGANIZACIONES PROFESIONALES

Las organizaciones médicas profesionales, como la Asociación Médica Americana (AMA) en Estados Unidos o el Colegio Médico en otros países, juegan un papel fundamental en la promoción de la ética médica y en la provisión de orientación ética a los médicos. Estas organizaciones suelen publicar códigos de ética médica que establecen los principios éticos fundamentales que los médicos deben seguir en su práctica clínica.

Además de los códigos de ética, estas organizaciones pueden ofrecer recursos, talleres y seminarios sobre ética médica. También pueden proporcionar apoyo en casos de denuncias de mala conducta ética o problemas éticos en la práctica clínica. Los médicos pueden ser miembros de estas organizaciones y beneficiarse de los recursos y servicios que ofrecen.

## CASOS DE ESTUDIO

A continuación, presentamos varios casos que ilustran la importancia de la ética médica y cómo los recursos y el apoyo ético pueden ser de ayuda en situaciones difíciles.

Caso 1: Retiro de soporte vital.

Imaginemos a un médico que trabaja en una unidad de cuidados intensivos (UCI) y se enfrenta a un dilema ético. Tiene un paciente gravemente enfermo que ha estado en ventilación mecánica durante semanas. A pesar de todos los esfuerzos médicos, el paciente no muestra mejoría y sufriría daño adicional si se continúa con el tratamiento. La familia del paciente está dividida sobre si retirar o no el soporte vital. El médico se siente atrapado entre su deber de beneficencia y no maleficencia.

En esta situación, el médico puede buscar el apoyo de un comité de ética hospitalaria para revisar el caso y proporcionar orientación ética. El comité puede ayudar a evaluar los valores y preferencias del paciente, la evidencia médica y las opiniones de la familia para tomar una decisión ética informada sobre el retiro del soporte vital.

Caso 2: Comunicación de un diagnóstico grave.

Imaginemos a un médico que debe comunicar a un paciente que acaba de recibir un diagnóstico de cáncer terminal. El médico se preocupa por cómo abordar esta conversación de manera sensible y ética. El paciente está emocionalmente angustiado y tiene muchas preguntas sobre su pronóstico y opciones de tratamiento.

En esta situación, el médico puede buscar orientación profesional a través de un servicio de asesoramiento ético. Un asesor ético puede proporcionar al médico pautas sobre cómo comunicar malas noticias de manera empática y compasiva, respetando la autonomía del paciente y brindando apoyo emocional.

Caso 3: Decisión de retirar soporte vital en un paciente en estado vegetativo.

Imaginemos un paciente que ha estado en estado vegetativo durante varios meses después de un accidente automovilístico grave. Los médicos y la familia han estado debatiendo sobre si es ético continuar con el soporte vital o si sería más humano retirarlo. La familia está dividida, algunos miembros quieren mantener el tratamiento, mientras que otros creen que es inhumano prolongar el sufrimiento del paciente.

En este caso, un comité de ética hospitalaria podría ser convocado para revisar el caso. Los miembros del comité, incluidos expertos en ética médica, médicos y trabajadores sociales, podrían reunirse con la familia y el equipo médico para discutir el dilema ético. El comité podría proporcionar una evaluación imparcial de la situación, teniendo en cuenta los principios éticos de autonomía, beneficencia y no maleficencia y ayudar a guiar la toma de decisiones. También podrían proporcionar información sobre las leyes y regulaciones locales relacionadas con la retirada del soporte vital.

Caso 4: Consentimiento en un ensayo clínico.

Supongamos que un médico está trabajando en un ensayo clínico de un nuevo tratamiento para el cáncer. Un paciente elegible para el ensayo está interesado en participar, pero no comprende completamente los riesgos y beneficios del tratamiento experimental. El médico está preocupado por garantizar un consentimiento adecuado, pero también necesita avanzar con la investigación.

El médico podría buscar orientación ética a través de un servicio de asesoramiento ético. Un asesor ético podría ayudar al médico a evaluar si el paciente está en condiciones de dar un consentimiento informado adecuado y proporcionar pautas sobre cómo comunicar los riesgos y beneficios de manera clara y comprensible. Además, el asesor ético podría revisar el protocolo del ensayo clínico para asegurarse de que cumple con los estándares éticos y regulatorios. Esto garantiza que el paciente tome una decisión informada y que la investigación se realice de manera ética.

Caso 5: Manejo de la información confidencial de un paciente con VIH.

Imaginemos un médico que trata a un paciente con VIH. El paciente le ha confiado al médico su diagnóstico, pero el médico se da cuenta de que la pareja del paciente, que es también su paciente, no está al tanto de la condición de su pareja. El médico se enfrenta a un dilema ético sobre si debe mantener la confidencialidad del paciente o si tiene la responsabilidad de informar a la pareja sobre la situación.

En este caso, el médico podría buscar orientación ética a través de un servicio de asesoramiento ético o de una organización profesional médica. Un asesor ético podría ayudar al médico a considerar los principios de confidencialidad y beneficencia en este contexto. Además, podría proporcionar información sobre las leyes y regulaciones relacionadas con la notificación de parejas en casos de ITS y cómo equilibrar el respeto por la autonomía del paciente con la preocupación por la salud pública. Esta orientación ética ayudaría al médico a tomar una decisión informada y ética.

Caso 6: Parturienta indígena que prefiere un parto en su entorno natural.

Imaginemos a un médico que debe atender a una parturienta indígena que, debido a su cultura y creencias, prefiere dar a luz en su entorno natural, en su comunidad, en lugar de un hospital. Sin embargo, el médico está preocupado por la seguridad de la madre y el bebé, ya que el parto en casa puede ser riesgoso.

En este caso, el médico podría recurrir a un comité de ética hospitalaria o a un servicio de asesoramiento ético para discutir el dilema. Estos recursos podrían ayudar al médico a considerar los principios éticos de autonomía de la paciente, beneficencia (el bienestar de la madre y el bebé) y no maleficencia (evitar daño innecesario). También podrían proporcionar información sobre las leyes y regulaciones relacionadas con el parto extra-hospitalario y ofrecer opciones intermedias, como la presencia de un profesional de salud en el parto fuera del establecimiento de salud para garantizar la seguridad de la madre y el bebé.

Caso 7: Diabético que se niega a la amputación de un miembro inferior.

Un médico se encuentra con un paciente diabético cuya infección en un miembro inferior ha empeorado y se ha vuelto gangrenoso. La única opción para salvar la vida del paciente es la amputación del miembro, pero el paciente se niega rotundamente a someterse a la cirugía debido a su miedo y sufrimiento emocional.

En esta situación, el médico podría buscar orientación ética a través de un servicio de asesoramiento ético. El asesor ético podría ayudar al médico a evaluar el principio de autonomía del paciente y cómo equilibrarlo con los principios de beneficencia (salvar la vida del paciente) y no maleficencia (evitar daño innecesario). También podría proporcionar pautas sobre cómo abordar la conversación con el paciente, involucrar a un equipo multidisciplinario que incluya un consejero o psicólogo para abordar el sufrimiento emocional del paciente y, en última instancia, buscar una solución ética que respete los derechos y preocupaciones del paciente, pero también garantice su bienestar.

Caso 8: Paciente con gonorrea que se niega a denunciar a su contacto.

Un paciente acude al médico con una infección de gonorrea y revela que tuvo una relación sexual con una pareja anónima. El médico está preocupado por la salud de la pareja contacto, la propagación de la enfermedad y la importancia de notificar a la pareja para evitar la transmisión continua de la gonorrea. Sin embargo, el paciente se niega a proporcionar información sobre su contacto sexual.

En este caso, el médico podría buscar orientación ética a través de un servicio de asesoramiento ético o consultar las pautas éticas proporcionadas por organizaciones médicas profesionales. Los asesores éticos podrían ayudar al médico a considerar los principios éticos de beneficencia (evitar la propagación de enfermedades) y no maleficencia (prevenir el daño a otros) en relación con la autonomía del paciente. También podrían proporcionar información sobre las leyes y regulaciones locales sobre la notificación de parejas sexuales y ofrecer estrategias para abordar el tema con el paciente de manera ética, incluyendo la confidencialidad y la importancia de la comunicación abierta sobre la salud sexual.

En cada uno de estos casos hipotéticos, los recursos de apoyo ético, como los comités de ética hospitalaria, los servicios de asesoramiento ético y las organizaciones profesionales médicas, desempeñan un papel fundamental al proporcionar orientación y apoyo a los médicos para abordar dilemas éticos complejos y garantizar que se tomen decisiones éticas en beneficio de los pacientes y la sociedad en general. Estos recursos ayudan a los médicos a equilibrar los principios éticos fundamentales y tomar decisiones en situaciones éticamente desafiantes para beneficio de todos.

# UNDÉCIMA PARTE
## LA EVOLUCIÓN DE LA ÉTICA MÉDICA

# LA EVOLUCIÓN DE LA ÉTICA MÉDICA

La ética médica tiene sus raíces en las civilizaciones antiguas, donde se practicaba la medicina de manera empírica y se basaba en tradiciones culturales y religiosas. Por ejemplo, en la antigua Grecia, Hipócrates, conocido como el "Padre de la Medicina", estableció el juramento hipocrático, que establecía principios éticos fundamentales para los médicos. Este juramento enfatizaba la importancia de la honestidad, la confidencialidad y el beneficio del paciente.

En la India antigua, se desarrolló el sistema médico ayurvédico, que incorporaba conceptos éticos y espirituales en la práctica médica. La tradición hindú también promovía el respeto por la vida y la no violencia, lo que tenía un impacto en la ética médica.

Durante la edad media, la medicina y la ética médica estaban fuertemente influenciadas por la iglesia católica. Los médicos eran vistos como servidores de Dios y se esperaba que practicaran la medicina de manera caritativa. Sin embargo, esta relación entre la religión y la medicina también llevó a la censura y la restricción de ciertos avances médicos.

En el Renacimiento, hubo un resurgimiento del pensamiento científico y médico, lo que llevó a un mayor énfasis en la observación y la experimentación. Esto también tuvo implicaciones éticas, ya que se cuestionaron las prácticas médicas tradicionales y se buscó una base más científica para la ética médica.

Con el surgimiento de la medicina moderna, se desarrollaron códigos éticos más formales. En 1847, la Asociación Médica Americana (AMA) adoptó el primer código ético médico en los Estados Unidos. Este código enfatizaba la responsabilidad del médico hacia el paciente y establecía principios de confidencialidad y competencia.

En Europa, la Declaración de Ginebra en 1948 fue un hito en la ética médica internacional. Esta declaración reafirmó los principios éticos fundamentales, incluyendo el respeto por la vida y la dignidad humanas, así como la confidencialidad.

El avance de la medicina en el siglo XX planteó nuevos desafíos éticos. La posibilidad de intervenir en la genética humana, la tecnología médica avanzada y la toma de decisiones al final de la vida son solo algunos ejemplos. La educación médica también se ha vuelto más formalizada y regulada, con énfasis en la ética y la responsabilidad profesional.

La relación entre médicos y pacientes ha evolucionado hacia un enfoque más centrado en el paciente, donde se valora la autonomía del paciente y la toma compartida de decisiones. La medicina basada en la evidencia ha impulsado la importancia de la toma de decisiones y ética.

La ética médica, como disciplina que regula la conducta de los profesionales de la salud, ha experimentado una evolución significativa a lo largo de la historia. Desde los tiempos antiguos hasta la actualidad, la ética médica ha sido moldeada por una serie de factores, incluyendo la educación, la religión, la cultura, la familia, la política, la economía y la tecnología. A medida que la medicina y la sociedad han avanzado, los médicos se han enfrentado a nuevos desafíos éticos y han tenido que adaptar sus prácticas y valores éticos.

## *EDUCACIÓN Y FORMACIÓN ÉTICA*

La educación desempeña un papel crucial en la formación ética de los médicos. A lo largo de la historia, la formación médica se ha expandido y profesionalizado, lo que ha llevado a la incorporación de cursos de ética médica en el currículo de las escuelas de medicina. Los médicos modernos reciben una formación ética más sistemática que incluye la comprensión de dilemas éticos contemporáneos, la toma de decisiones informadas y la comunicación efectiva con los pacientes.

La evolución de la ética médica en función de la educación y la formación ética de los profesionales de la salud ha sido un proceso crucial en la mejora de la atención médica y en la promoción de los más altos estándares éticos en la práctica médica. A lo largo de la historia, esta evolución ha pasado por varias etapas clave:

1. Ética médica en la antigüedad. En los tiempos antiguos, la formación médica se basaba en la tradición oral y la observación directa de la práctica médica. Los médicos aprendían ética médica principalmente a través del ejemplo y la experiencia de sus predecesores. La educación ética se centraba en la moralidad y la compasión en la atención al paciente.

2. La educación formal en ética médica. Con el tiempo, la formación médica formal se institucionalizó, y se comenzaron a incluir cursos específicos de ética médica en el currículo de las escuelas de medicina. En el siglo XIX y XX, surgieron códigos éticos y declaraciones profesionales que establecieron pautas más específicas para la conducta ética en la práctica médica. Estos incluyen el Juramento Hipocrático y, más recientemente, la Declaración de Helsinki en investigación médica.

3. Ética clínica y toma de decisiones. A medida que la medicina se volvió más compleja y se introdujeron nuevos avances tecnológicos, surgió la necesidad de una formación ética más robusta en la toma de decisiones clínicas. La educación ética se centró en cuestiones como el consentimiento informado, el manejo de la información confidencial y la comunicación con los pacientes y sus familias. Se promovió la autonomía del paciente como un principio fundamental.

4. Ética de la atención al final de la vida. Con el envejecimiento de la población y el aumento de enfermedades crónicas, la atención al final de la vida se convirtió en un área de enfoque ético. Los profesionales de la salud se capacitaron en la discusión de opciones de cuidados paliativos, decisiones de no resucitar y directivas anticipadas. La educación ética se centró en el respeto por los deseos y la dignidad de los pacientes en sus momentos finales.

5. Ética en la era digital y la investigación. En la era de la información y la tecnología, la educación ética se ha adaptado para abordar cuestiones relacionadas con la privacidad y la seguridad de los datos de salud, así como la ética en la investigación biomédica y la experimentación en seres humanos. La capacitación en ética médica ahora abarca temas como el uso responsable de la inteligencia artificial y la gestión de conflictos de interés.

6. Formación continua. La ética médica no se limita a la formación inicial en medicina; es un proceso continuo a lo largo de la carrera de un profesional de la salud. La educación

ética debe incorporar oportunidades de aprendizaje a lo largo de toda la vida para abordar los cambios en la práctica médica y la sociedad.

## *RELIGIÓN*

La religión ha ejercido una influencia significativa en la ética médica a lo largo de la historia. Diferentes religiones han tenido normas y creencias específicas que han impactado en las decisiones médicas, como la prohibición de ciertos procedimientos médicos y la consideración de la vida como un don divino. En sociedades con una fuerte influencia religiosa, la ética médica a menudo se entrelaza con las creencias religiosas.

La evolución de la ética médica en función de la religión ha sido un proceso complejo y a menudo influenciado por las creencias religiosas predominantes en diferentes épocas y culturas. La relación entre la ética médica y la religión ha evolucionado de varias maneras a lo largo de la historia.

En las sociedades antiguas, la medicina estaba fuertemente influenciada por la religión. Los sanadores y médicos a menudo eran sacerdotes o personas religiosas que creían que las enfermedades estaban relacionadas con castigos divinos o posesiones demoníacas. La ética médica se centraba en la idea de aliviar el sufrimiento y a menudo involucraba rituales religiosos y prácticas de exorcismo.

Durante la Edad Media en Europa, la Iglesia Católica tenía un gran poder y control sobre la educación y la atención médica. La ética médica estaba estrechamente ligada a la moral cristiana y los médicos eran a menudo sacerdotes. Esto llevó a la influencia de la Iglesia en temas como la eutanasia, el aborto y la investigación médica. Las decisiones éticas se basaban en la teología y la autoridad religiosa.

Con el tiempo, la ética médica se volvió más secular y basada en principios universales. Sin embargo, en un mundo cada vez más diverso, con diversas religiones y creencias, los profesionales de la salud deben considerar las creencias religiosas y los valores de los pacientes en la toma de decisiones éticas. Esto puede incluir temas como la adaptación de la atención médica a las creencias del paciente.

En la actualidad, las creencias religiosas siguen desempeñando un papel importante en la ética médica, especialmente en situaciones de cuidados paliativos y decisiones al final de la vida. Diferentes religiones tienen perspectivas diferentes sobre temas como la eutanasia y el retiro de medidas de soporte vital, lo que puede influir en las decisiones médicas y éticas en estas circunstancias.

En fin, la ética médica ha evolucionado en relación con la religión, pasando de una fuerte influencia religiosa en la medicina antigua y medieval a una mayor separación entre ética médica y creencias religiosas en la era moderna. Sin embargo, las creencias religiosas aún juegan un papel significativo en la toma de decisiones éticas en la atención médica actual y los profesionales de la salud deben ser sensibles a las creencias y valores religiosos de sus pacientes. La ética médica en la actualidad se esfuerza por encontrar un equilibrio entre principios éticos universales y el respeto por la diversidad de creencias religiosas en la sociedad.

## *CULTURA*

Las normas culturales y las creencias influyen en la percepción de la salud y la atención médica. Los médicos deben ser sensibles a las diferencias culturales y respetar las creencias de los pacientes, siempre que no comprometan la atención médica necesaria. La diversidad cultural también ha influido en la ética médica. A medida que las sociedades se vuelven más diversas, los médicos se encuentran tratando a pacientes con diferentes antecedentes culturales y sistemas de creencias. Esto ha planteado desafíos éticos en términos de respetar las preferencias y valores culturales de los pacientes mientras se brinda atención médica efectiva.

La evolución de la ética médica en función de la cultura es un proceso complejo y diverso que refleja las diferencias culturales y valores de las sociedades a lo largo del tiempo.

En un mundo cada vez más globalizado y diverso, la ética médica ha evolucionado para abrazar y respetar las diferentes culturas y valores que los pacientes traen consigo. Los profesionales de la salud deben reconocer y respetar las creencias, valores y prácticas de sus pacientes, lo que incluye comprender cómo la cultura puede influir en las preferencias médicas y las decisiones de tratamiento.

La atención médica se ha alejado de un enfoque paternalista hacia una atención centrada en el paciente, que reconoce la importancia de escuchar y comprender las perspectivas del paciente. Esto se ha impulsado en parte por la diversidad cultural y la necesidad de respetar las preferencias y valores de los pacientes, independientemente de su origen cultural.

Traducción cultural. En muchos lugares, se han desarrollado servicios de traducción cultural y mediadores interculturales para facilitar la comunicación entre pacientes y proveedores de atención médica. Esto ayuda a superar las barreras lingüísticas y culturales, asegurando que los pacientes reciban una atención adecuada y comprendan las decisiones médicas.

En la investigación médica, se ha prestado mayor atención a la ética en la participación de sujetos de diferentes culturas. Se han establecido pautas y regulaciones para garantizar que la investigación sea ética y respetuosa de las poblaciones culturalmente diversas.

Las diferencias culturales a menudo influyen en las decisiones al final de la vida. Algunas culturas pueden tener creencias y prácticas específicas en torno a la eutanasia, la retirada de medidas de soporte vital y los rituales funerarios, lo que puede requerir que los profesionales de la salud aborden estas cuestiones de manera culturalmente sensible.

La formación en competencia cultural se ha vuelto esencial en la educación médica para garantizar que los futuros profesionales de la salud estén preparados para tratar a pacientes de diversas culturas de manera sensible y ética.

La evolución de la ética médica en función de la cultura ha llevado a un mayor respeto por la diversidad cultural y una mayor conciencia de cómo las creencias y valores culturales pueden influir en la atención médica. Los profesionales de la salud deben ser culturalmente competentes y respetuosos para proporcionar atención ética y centrada en el paciente en un mundo multicultural.

## *FAMILIA*

La familia desempeña un papel importante en las decisiones médicas, especialmente en situaciones de enfermedad terminal o toma de decisiones al final de la vida. Los médicos deben equilibrar las necesidades y deseos del paciente con las expectativas y deseos de la familia. La comunicación abierta y la colaboración son fundamentales para abordar estos desafíos éticos de manera efectiva.

La evolución de la ética médica en función de la familia es un aspecto importante que ha influido en la toma de decisiones médicas a lo largo de la historia y continúa siendo relevante en la práctica médica contemporánea.

En muchas culturas y sociedades tradicionales, la familia siempre ha desempeñado un papel fundamental en la atención médica de sus miembros. Los médicos y sanadores a menudo trabajaban en estrecha colaboración con la familia para tomar decisiones médicas y cuidar de los pacientes. En este contexto, la ética médica estaba influenciada por las estructuras familiares y las dinámicas culturales.

Con el advenimiento de la ética médica moderna, se ha enfatizado la importancia de la autonomía del paciente. Esto significa que los pacientes tienen el derecho de tomar decisiones sobre su atención médica, independientemente de las opiniones de la familia. Esta evolución ha llevado a situaciones en las que, por un lado, la ética médica puede entrar en conflicto con las expectativas familiares, o por otro lado, las decisiones de los pacientes pueden desafiar las creencias de la familia.

En la atención médica contemporánea, se reconoce cada vez más la importancia de involucrar a la familia en la toma de decisiones médicas, especialmente en situaciones críticas o al final de la vida. La ética médica aboga por la comunicación abierta y el respeto por las opiniones y deseos de la familia, mientras se garantiza el respeto por la autonomía del paciente.

En ocasiones, pueden surgir conflictos éticos entre las preferencias del paciente y las de la familia. Por ejemplo, cuando un paciente expresa un deseo de rechazar un tratamiento que su familia considera necesario. Los profesionales de la salud se enfrentan a la delicada tarea de equilibrar las necesidades y deseos del paciente con las expectativas familiares y las decisiones éticas adecuadas.

En situaciones de enfermedad terminal o cuidados paliativos, la ética médica a menudo se enfoca en garantizar que el paciente reciba la atención y el apoyo adecuados, mientras se considera el bienestar emocional de la familia. Los profesionales de la salud deben brindar apoyo tanto al paciente como a la familia, facilitando la comunicación y la toma de decisiones compartida.

La evolución de la ética médica en función de la familia ha pasado de una tradición de la familia como parte integral de la atención médica a un enfoque en la autonomía del paciente y la toma de decisiones compartida. La ética médica en la actualidad busca equilibrar las necesidades y deseos del paciente con el apoyo y la comprensión de la familia, promoviendo una atención médica ética y centrada en el bienestar del paciente y su entorno familiar.

## *POLÍTICA*

La política también juega un papel en la ética médica, ya que las leyes y regulaciones pueden influir en la toma de decisiones médicas. Por ejemplo, las políticas de salud pública pueden dictar las pautas de vacunación o el acceso a tratamientos médicos costosos. Los médicos deben navegar por el terreno ético de proporcionar atención de alta calidad dentro del marco legal existente.

La evolución de la ética médica en función de la política ha sido un proceso complejo y a menudo influenciado por los cambios en el poder, la gobernanza y las políticas de salud a lo largo de la historia.

En las civilizaciones antiguas, la política y la ética médica estaban estrechamente relacionadas. Los gobernantes a menudo tenían la responsabilidad de garantizar la salud y el bienestar de sus súbditos, lo que influía en las decisiones médicas y en la ética de la atención médica. Por ejemplo, algunos líderes promovían la higiene pública y el acceso a médicos como parte de sus políticas de salud pública.

Con el surgimiento de la medicina moderna y la creación de colegios médicos y asociaciones profesionales, la política comenzó a desempeñar un papel más activo en la regulación de la práctica médica. Se establecieron normativas y regulaciones para garantizar la competencia y la ética en la atención médica. Esto llevó a la creación de códigos éticos más formales y a la supervisión de la práctica médica por parte de las autoridades gubernamentales.

En algunos regímenes políticos totalitarios, la ética médica fue gravemente comprometida, ya que los médicos fueron presionados para seguir políticas que violaban principios éticos fundamentales. Por ejemplo, durante la era nazi en Alemania, algunos médicos participaron en experimentos médicos inhumanos y la eugenesia, lo que planteó graves dilemas éticos.

Las políticas de salud pública, como la implementación de sistemas de atención médica universal y la regulación de medicamentos y tratamientos, han tenido un impacto significativo en la ética médica. La equidad en el acceso a la atención médica y la distribución justa de los recursos médicos se han convertido en preocupaciones éticas cruciales en un mundo donde las políticas de salud pueden afectar directamente a la calidad y disponibilidad de la atención médica.

La política también influye en la ética médica en el ámbito de la investigación biomédica. Las leyes y regulaciones gubernamentales establecen estándares éticos para la investigación en seres humanos, incluyendo el consentimiento y la protección de los derechos y el bienestar de los participantes.

En situaciones de emergencia, como pandemias o desastres naturales, la política puede influir en las decisiones éticas relacionadas con la asignación de recursos médicos escasos y la toma de decisiones difíciles sobre a quién tratar primero.

La ética médica se ha visto influenciada por la política a lo largo de la historia de diversas maneras. La política puede tener un impacto tanto positivo como negativo en la ética médica y los profesionales de la salud deben ser conscientes de las políticas y regulaciones que afectan su práctica. La ética médica moderna se esfuerza por encontrar un equilibrio entre los principios éticos fundamentales y las políticas gubernamentales en constante evolución que influyen en la atención médica y la toma de decisiones éticas.

## ECONOMÍA Y ACCESO A LA ATENCIÓN MÉDICA

En muchas sociedades, la falta de recursos económicos ha sido una barrera importante para el acceso a la atención médica de calidad. Esto plantea posibles conflictos éticos relacionados con la equidad y la justicia en la distribución de recursos médicos. Los profesionales de la salud se enfrentan a dilemas éticos cuando deben tomar decisiones sobre quién recibe atención médica limitada y cómo se distribuyen los recursos escasos.

En un contexto económico, los sistemas de atención médica pueden verse presionados para reducir costos y aumentar la eficiencia. Esto puede llevar a situaciones en las que los médicos se sientan obligados a tomar decisiones éticas difíciles, como la limitación de tratamientos costosos o la asignación de recursos limitados. Los profesionales de la salud deben equilibrar la eficiencia económica con el deber ético de proporcionar la mejor atención posible para sus pacientes.

La financiación económica de la investigación médica también plantea desafíos éticos. La búsqueda de fondos puede influir en la dirección de la investigación y crear conflictos de interés. Los médicos e investigadores deben ser transparentes y éticos en la obtención y el uso de fondos, así como en la comunicación de resultados de investigación.

La economía también ha impulsado la adopción de prácticas médicas basadas en la evidencia. Si bien esto puede mejorar la calidad de la atención, también puede llevar a un enfoque utilitario, donde las decisiones clínicas se toman principalmente en función de los costos y beneficios medibles. Esto plantea preguntas éticas sobre cómo equilibrar el enfoque en la eficacia y la economía con la consideración de las necesidades y valores individuales de los pacientes.

La atención al final de la vida es un área donde la economía puede influir significativamente en la toma de decisiones éticas. Las decisiones sobre tratamientos costosos y medidas de soporte vital pueden plantear dilemas éticos, ya que los médicos deben considerar tanto la calidad de vida del paciente como la carga económica para el sistema de atención médica. La toma de decisiones en estas circunstancias a menudo se basa en la autonomía del paciente y sus deseos, así como en consideraciones económicas.

Los profesionales de la salud se enfrentan a desafíos éticos al equilibrar la eficiencia económica con el deber de proporcionar atención médica de calidad y el respeto por los valores y las necesidades individuales de los pacientes. La ética médica busca encontrar un equilibrio entre consideraciones económicas y la responsabilidad ética de brindar atención justa y equitativa.

## TECNOLOGÍA

Los avances tecnológicos en medicina han revolucionado la atención médica, pero también han introducido nuevas cuestiones éticas. Por ejemplo, la privacidad de los datos de salud, la toma de decisiones asistidas por inteligencia artificial y la modificación genética plantean preguntas éticas que requieren consideración cuidadosa.

La evolución de la ética médica en función de la tecnología ha sido una transformación significativa en la práctica y los dilemas éticos que enfrentan los profesionales de la salud.

A medida que la tecnología médica avanzaba en el siglo XIX y principios del siglo XX, se produjeron avances en el diagnóstico y el tratamiento médico. Esto planteó nuevos desafíos éticos, como la decisión de utilizar radiografías, anestesia y cirugía. Los médicos tuvieron que considerar los beneficios y riesgos de estas tecnologías emergentes y cómo afectarían la relación médico-paciente.

Con la informatización de los registros médicos y la facilidad de almacenamiento y acceso a datos de salud electrónicos, surgió la necesidad de proteger la privacidad y la confidencialidad de los pacientes. La ética médica se centró en garantizar que los profesionales de la salud manejaran adecuadamente la información médica y cumplieran con las leyes de privacidad, como la Ley de Portabilidad y Responsabilidad de Seguros Médicos (HIPAA) en los Estados Unidos.

Los avances tecnológicos en investigación médica, como la ingeniería genética y la "edición" de genes, plantean aspectos éticos complejos sobre la manipulación de la vida y la modificación del código genético. Los médicos y científicos deben abordar preguntas sobre la seguridad, la equidad y la responsabilidad en la investigación biomédica y la aplicación de estas tecnologías en pacientes.

La inteligencia artificial (IA) y el aprendizaje automático están transformando la medicina, desde el diagnóstico de enfermedades hasta la toma de decisiones clínicas. Esto plantea desafíos éticos sobre la fiabilidad de los algoritmos, la transparencia en la toma de decisiones y el impacto en la autonomía del paciente. Los profesionales de la salud deben garantizar que la IA se utilice de manera ética y se tenga en cuenta la toma de decisiones colaborativa.

La telemedicina y las consultas médicas en línea han crecido en popularidad, especialmente durante la pandemia de COVID-19. Esto ha planteado cuestiones éticas sobre la calidad de la atención, el acceso equitativo a la atención médica y la relación médico-paciente a través de la tecnología. Los médicos deben adaptarse a las nuevas modalidades de atención mientras mantienen los estándares éticos.

La tecnología se ha integrado cada vez más en la atención al paciente, desde la monitorización remota hasta la administración de medicamentos asistida por computadora. La ética médica ahora incluye consideraciones sobre cómo garantizar la seguridad del paciente en un entorno tecnológico y cómo preservar la humanidad en la atención médica en un mundo cada vez más digitalizado.

En fin, la ética médica ha evolucionado en respuesta a los avances tecnológicos en la medicina. Los profesionales de la salud deben ser conscientes de los desafíos éticos que surgen de la tecnología y asegurarse de que se utilice de manera ética y en beneficio de los pacientes. La educación y la formación ética de los profesionales de la salud también deben adaptarse para abordar los dilemas éticos emergentes en un mundo cada vez más tecnológico.

# DUODÉCIMA PARTE
# EL BIENESTAR DEL MÉDICO

# EL BIENESTAR DEL MÉDICO

**Estabilidad física y emocional en la práctica profesional**

La profesión médica es una de las más nobles y demandantes, caracterizada por la dedicación a la salud y el bienestar de los pacientes. Los médicos desempeñan un papel crucial en la sociedad al brindar atención médica, diagnosticar enfermedades y tomar decisiones que pueden tener un impacto significativo en la vida de las personas. Sin embargo, esta noble tarea también viene acompañada de una serie de desafíos físicos y emocionales que pueden afectar la estabilidad de los médicos en el ejercicio de su profesión. A continuación, exploraremos el tema del bienestar del médico, centrándonos en su estabilidad física y emocional. Examinaremos cómo el constante enfrentamiento de dilemas éticos puede tener un impacto en la salud del profesional y qué recursos y consejos pueden ayudar a los médicos a cuidar de sí mismos mientras cuidan de los demás.

## *LA CARGA ÉTICA EN LA PRÁCTICA MÉDICA*

La medicina es una disciplina que conlleva un alto nivel de responsabilidad ética. Los médicos deben tomar decisiones difíciles y delicadas en su trabajo diario, a menudo relacionadas con la vida y la muerte de los pacientes. Estos dilemas éticos pueden crear tensiones significativas y contribuir al estrés y el agotamiento de los médicos.

Un dilema ético común en la práctica médica se refiere a la toma de decisiones al final de la vida. Los médicos se enfrentan a la difícil tarea de decidir cuándo retirar o no iniciar tratamientos que prolongarían la vida de un paciente en estado terminal. Esta decisión, que involucra valores como la autonomía del paciente, el respeto por la dignidad y el alivio del sufrimiento, puede ser extremadamente desafiante desde el punto de vista ético.

Otro dilema ético común se relaciona con la confidencialidad y la divulgación de información médica delicada. Los médicos deben equilibrar el respeto por la privacidad de los pacientes con la necesidad de proteger la salud pública y el bienestar del paciente. Decidir cuándo y cómo divulgar información sensible, como el diagnóstico de una enfermedad de transmisión sexual, puede ser una carga emocional para los médicos.

## *IMPACTO EN LA SALUD DEL MÉDICO*

El constante enfrentamiento de dilemas éticos puede tener un impacto significativo en la salud física y emocional de los médicos. Aquí, consideraremos cómo estos desafíos pueden manifestarse en términos de estrés, agotamiento y otros problemas de salud.

1. Estrés y ansiedad. Los médicos a menudo enfrentan situaciones de alta presión en las que deben tomar decisiones cruciales en poco tiempo. El estrés y la ansiedad relacionados con estas situaciones pueden tener un impacto negativo en la salud mental de los médicos. La incertidumbre y la responsabilidad asociadas con la profesión médica pueden generar preocupaciones constantes.

2. Síndrome de Burnout. El síndrome de Burnout es un problema creciente en la profesión médica. Se caracteriza por una sensación de agotamiento emocional, despersonalización y una disminución de la realización personal. Los médicos que

se enfrentan constantemente a dilemas éticos y a situaciones difíciles pueden ser especialmente susceptibles al Burnout.

3. Depresión y fatiga crónica. La exposición constante a situaciones médicas críticas y a dilemas éticos puede llevar a la depresión y la fatiga crónica en algunos médicos. La tristeza y el agotamiento pueden afectar negativamente la calidad de vida y la capacidad para brindar atención de alta calidad.

4. Problemas físicos. El estrés y la tensión emocional pueden contribuir a problemas físicos como hipertensión, trastornos gastrointestinales y enfermedades cardiovasculares. La salud física también puede verse afectada por la falta de sueño y el agotamiento físico resultante de las largas horas de trabajo en el campo médico.

## *RECURSOS PARA EL BIENESTAR DEL MÉDICO*

Para abordar los desafíos del bienestar del médico y mitigar el impacto negativo de los dilemas éticos, es fundamental contar con recursos adecuados. A continuación, se presentan algunos recursos que pueden ayudar a los médicos a cuidar de sí mismos y mantener su estabilidad física y emocional:

1. Apoyo psicológico y terapia. La terapia y el asesoramiento pueden proporcionar un espacio seguro para que los médicos expresen sus preocupaciones y emociones. Un terapeuta o consejero puede ayudar a los médicos a

desarrollar estrategias para lidiar con el estrés y el agotamiento.

2. Grupos de apoyo entre pares. Los grupos de apoyo entre médicos ofrecen la oportunidad de compartir experiencias y obtener apoyo de colegas que enfrentan desafíos similares. Estos grupos pueden ser lugares donde se pueda hablar abiertamente sobre dilemas éticos y sus implicaciones.

3. Educación continua en ética médica. La educación continua en ética médica puede proporcionar a los médicos las herramientas y los conocimientos necesarios para abordar dilemas éticos de manera efectiva. Esto puede ayudar a reducir el estrés asociado con la toma de decisiones éticas.

4. Descanso y tiempo libre. Es fundamental que los médicos se tomen el tiempo necesario para descansar y recargarse. Esto incluye tomar días libres regulares y asegurarse de mantener un equilibrio saludable entre el trabajo y la vida personal.

5. Apoyo institucional. Las instituciones médicas y los empleadores tienen un papel importante que desempeñar en el apoyo al bienestar de los médicos. Esto puede incluir políticas que fomenten un ambiente de trabajo saludable, acceso a servicios de salud mental y programas de bienestar.

## CONSEJOS PARA EL AUTOCUIDADO DEL MÉDICO

Además de los recursos mencionados anteriormente, existen prácticas de autocuidado que los médicos pueden incorporar en su vida diaria para mantener su estabilidad física y emocional:

1. Establecer límites. Los médicos deben establecer límites claros en cuanto a su carga de trabajo y horarios para evitar el agotamiento.

2. Ejercicio y alimentación saludable. Mantener un estilo de vida activo y una dieta equilibrada puede tener un impacto positivo en la salud física y emocional.

3. Sueño de calidad. El sueño adecuado es esencial para el bienestar. Los médicos deben priorizar el sueño y buscar ayuda si tienen dificultades para conciliarlo.

4. Practicar la meditación. La práctica de la atención plena y la meditación puede ayudar a los médicos a reducir el estrés y aumentar su capacidad de afrontamiento.

5. Buscar intereses y pasatiempos. Mantener intereses y pasatiempos fuera del trabajo puede proporcionar un equilibrio importante en la vida.

En conclusión, el bienestar del médico es un tema de gran importancia en la práctica médica. Los médicos se enfrentan a dilemas éticos y situaciones desafiantes que pueden tener un impacto negativo en su salud física y emocional. Reconocer estos desafíos y tomar medidas proactivas para cuidar de sí mismos es fundamental para mantener la estabilidad y la calidad en su práctica profesional. Los recursos disponibles, como el apoyo psicológico y la educación en ética médica, pueden ser de gran ayuda. Además, los médicos deben adoptar prácticas de autocuidado y buscar un equilibrio saludable entre su trabajo y su vida personal. El bienestar del médico no solo es esencial para los propios médicos, sino que también tiene un impacto directo en la calidad de la atención que brindan a sus pacientes y en la integridad de la profesión médica.

# BIBLIOGRAFÍA

1. Appelbaum, P. S., & Grisso, T. (2008). "Assessing Patients' Capacities to Consent to Treatment." New England Journal of Medicine, 319(25), 1635-1638.

2. Ashcroft, R. E., Dawson, A., Draper, H., & McMillan, J. R. (Eds.). (2007). "Principles of Health Care Ethics." John Wiley & Sons.

3. Beauchamp, T. L., & Childress, J. F. (2019). "Principles of Biomedical Ethics." Oxford University Press.

4. Brody, H. (1998). "Placebos and the Philosophy of Medicine: Clinical, Conceptual, and Ethical Issues." University of Chicago Press.

5. Brody, H., & Brody, D. S. (2019). "The Principles and Practice of Medical Ethics." Oxford University Press.

6. Emanuel, E. J., & Emanuel, L. L. (1992). "Four Models of the Physician-Patient Relationship." Journal of the American Medical Association, 267(16), 2221-2226.

7. Gillon, R. (2015). "Ethics Needs Principles—Four Can Encompass the Rest—and Respect for Autonomy Should Be 'First Among Equals'." Journal of Medical Ethics, 41(2), 95-98.

8. Jonsen, A. R., Siegler, M., & Winslade, W. J. (2015). "Clinical Ethics: A Practical Approach to Ethical Decisions in Clinical Medicine." McGraw-Hill Education.

9. Jotterand, F., & Dubljević, V. (Eds.). (2016). "Cognitive Enhancement: Ethical and Policy Implications in International Perspectives." Oxford University Press.

10. Kuczewski, M. G., & Pinkus, R. L. (2016). "An Essay on the Development of the Health Professions' Codes of Ethics." Journal of Clinical Ethics, 27(3), 217-224.

11. Lo, B., & Field, M. J. (Eds.). (2009). "Conflict of Interest in Medical Research, Education, and Practice." National Academies Press.

12. Pellegrino, E. D. (2001). "The Internal Morality of Clinical Medicine: A Paradigm for the Ethics of the Helping and Healing Professions." Journal of Medicine and Philosophy, 26(6), 559-579.

13. Pellegrino, E. D., & Thomasma, D. C. (1993). "The Virtues in Medical Practice." Oxford University Press.

14. Pellegrino, E. D., & Thomasma, D. C. (1996). "The Christian Virtues in Medical Practice." The Linacre Quarterly, 63(2), 9-28.

15. Sulmasy, D. P., & Marx, E. S. (2016). "Theology and Bioethics: Exploring the Foundations and Frontiers." Georgetown University Press.

www.ingramcontent.com/pod-product-compliance
Lightning Source LLC
Chambersburg PA
CBHW071206240526
45470CB00018B/1519